好好走路不會老

寝たきり老後がイヤなら　毎日とにかく歩きなさい！

走五百步就有三千步的效果
強筋健骨、遠離臥床不起最輕鬆的全身運動

安保雅博
中山恭秀——著

李俊德——譯

前言

安保雅博

我當醫生二十九年了，其間一直都是以復健醫療為主，特別是針對中風後的復健醫療。

在我擔任診療部長的復健醫療科裡，主要是協助住院患者出院後，如何恢復身體機能運作。

針對腦中風造成麻痺的患者，進行復健醫療讓他們能夠恢復行動，而針對術後患者，則協助他們在安養狀態下預防肌肉及關節的機能鈍化（廢用性症候群）。我也會在門診診療出院後持續來醫院進行治療的患者，或是從其他醫院轉診過來的患者。

復健醫療是一門關於「障礙」的醫療。

少子、高齡化的現代社會，高齡者的增加也就意味著身體有障礙者的增加。

我想解救這樣的狀況，所以沒有像我父親一樣成為外科醫師，去接觸急救醫療，而是一開始就選擇了復健醫療作為終身職志。做為一名醫師，這工作雖然不起眼又無聊，但我認為這是自己的使命。

復健醫療和以手術、急救為主的醫療體系比起來，其實落後許多，甚至最近在世界知名的教科書上都還若無其事地提到，腦中風造成的麻痺，輕微者要一個月，嚴重者三個月也無法改善。

我們都希望患者能夠稍微有所恢復，但卻有著讓人提不起勁的障壁。

我自二〇〇七年成為東京慈惠會醫科大學的主任之後，以我至今的研究成果為基礎，與醫局裡的人員合力，把使用磁氣刺激療法來治療輕度麻痺的新型治療法系統化，對於重度麻痺，則使用肉毒桿菌療法，都有很好的療效，稍稍打破了這層障壁。

二〇〇八年，東京慈惠會醫科大學附屬醫院以東京為首，開始接受東京中心區域（千代田區、中央區、港區、文京區、台東區）的區域復健支援中心委託。

我們不想做隨處可見的事，而是做極具特色的事業，所以主動走出去，到處舉辦演講會，每場人數不多，大約都是二十到三十人，且大多是銀髮族，目前為止我們已經舉辦超過八十次以上了。

我們主要是根據聽眾們的期望來決定演講內容，大多是「要怎麼做才不會臥床」或「怎麼樣才常保健康」。

我們希望這些演講的內容對大家多少有用，所以將在家裡也可以做的步行練習、關節運動等復建方法整理成小手冊，結果被出版社看到，才有了這次出版成書的機會。

本書是我和理學療法士*中山恭秀先生的共同著作。

編註

＊理學療法士，通稱「物理治療師」。

我們將二十七年來在第一線針對患者的復健醫療，合力彙整成理論醫療士和理學療法士等的經驗談。

我主要負責第2到第4章的部分，提供針對一般患者的復健醫療技術。

全書的主題是，為了健康，每天都要走路。

健康的人當然不用說，即使是膝蓋很痛不想走、重心不穩怕跌倒的患者，我也有自信，本書內容能讓你覺得「從今天開始努力走走看」。如果能幫到大家，我將由衷感到榮幸。

目次

第1章　預防會造成臥床不起的三大主因

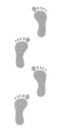

第2章 起步走，即使是一步也好

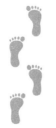

第3章 能夠強健血管、肌肉、骨骼的走法

第4章 打造能持續健康走路的身體

第5章 七十來歲就倒下的人、九十來歲還很健朗的人

第 1 章

預防會造成臥床不起的三大主因

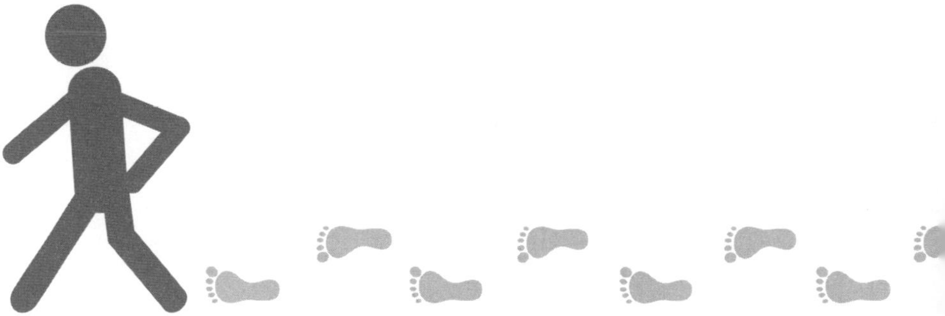

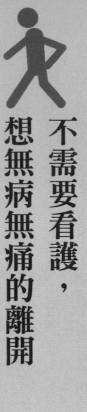

不需要看護，想無病無痛的離開

如何預防臥床不起——最受高齡者歡迎的演講主題

如同大家所知，日本人的平均壽命不斷在延長。

一九七〇年時，男性是六九・三一歲，女性是七四・五六歲，到了二〇一七年，男性是八一・〇九歲，女性是八七・二六歲，據說，女性馬上就要超過九十歲了。

這真的很不得了，預防醫學的完善、生活水準的提高、臨床醫學的進步等有著各種的效果。

我母親前一陣子才剛過米壽（八十八歲），也剛剛迎向女性的平均壽命。我把照顧母親的事情都交給姐姐，一年裡只有中元節和過年才會回家，不是非常孝順，可是每次回去母親總是會對我說：「想要無病無痛的離開。」她總是把「我不想臥床不起」掛在嘴邊。

不僅我母親「想要無病無痛的離開」，相信大多數人也是，聽說在長野縣似乎還有「無病無痛往生地藏」呢。

我因為工作的關係，常常有機會為高齡者們演講。有時也會在現場回應大家的要求來決定演講主題，一定會排前幾名的要求就是「如果不想臥床不起，應該怎麼辦才好？」

自己的事情自己做，盡量不假借他人之手。也就是不想要接受「看護」。當高齡者需要照顧或看護，也就是要接受「看護保險」的認定了。其階段有

「需要支援一至二」及「需要看護一至五」的七個階段。就狀態來說，「需要支援一」的程度最輕，而「需要看護五」則最嚴重。

「需要支援」是指家事或人身照顧等生活裡的大小事需要人協助處理，維持狀態不再惡化，或甚至有改善的可能性，適合不想要看護的人，但是如果已經臥床不起或是失智症患者，需要看護常駐的情況，就是「需要看護」了。

平均壽命和「健康壽命」竟相差十年左右

請參考左頁圖表。

灰色塊是平均壽命，黑色塊則是「健康壽命」。

所謂健康壽命就是不需要接受任何看護過生活的歲數，男性大約是七十二歲，女性大約是七十五歲。七十五歲剛好是所謂後期高齡者的年紀。

用平均壽命減去健康壽命之後，男性大概是九年，而女性大概是十二年。在

健康壽命與平均壽命的差異(2016年)

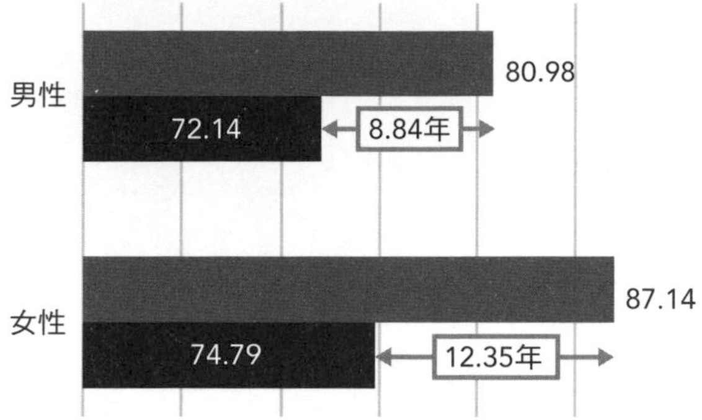

調查出處：
平均壽命：日本厚生勞動省「平成 28 年簡易生命表」
健康壽命：日本厚生勞動省「第 11 回健康日本 21(第二次)促進專門委員會」資料部分變更

這期間，就要接受看護來生活。

如前述，看護有從需要支援一到需要看護五等不同狀態，但都是自己一個人無法生活，需要某種形式的看護。

健康壽命每年都在延長，可以說是至少朝著「無病無痛輕鬆離世」的方向前進。

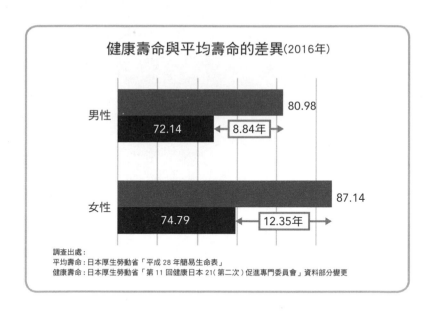

話雖如此，在七十五歲就離世，還是會讓很多人覺得英年早逝，現代的七十五歲其實都還很健康。所以要接受十年左右的看護生活，會

覺得有點長。

比起平均壽命，要如何延長健康壽命呢？或是即使接受了看護，也僅止於接受支援的狀態，不要臥床不起。最後若真的避免不了臥床不起，又要如何將那期間縮到最短？

要實現「無病無痛輕鬆離世」，最重要的就是「盡量長久維持身體健康」。

臥床不起的首要原因其實是「腦中風」

腦中風占需要看護程度五的三成

需要接受看護一定有它的原因。

請參照下頁的圖表。

在需要支援的患者當中，「關節疾病」占了一七・二%最多，其次是「高齡衰弱」占了一六・二%。

直覺來說應該很容易理解。膝蓋很痛而難以走路、年紀大了身體行動不方便，我們很容易想像得到這些情況。

從需要看護的不同程度了解需要看護的主要原因(前三名)

(單位:%)　　　　平成28年(2016)

需要看護程度	第一名		第二名		第三名	
總數	失智症	18.0	腦血管疾病(腦中風)	16.6	高齡衰弱	13.3
需要支援者	關節疾病	17.2	高齡衰弱	16.2	骨折、跌倒	15.2
需要支援1	關節疾病	20.0	高齡衰弱	18.4	腦血管疾病	11.5
需要支援2	骨折、跌倒	18.4	關節疾病	14.7	腦血管疾病	14.6
需要看護者	失智症	24.8	腦血管疾病(腦中風)	18.4	高齡衰弱	12.1
需要看護1	失智症	24.8	高齡衰弱	13.6	腦血管疾病(腦中風)	11.9
需要看護2	失智症	22.8	腦血管疾病(腦中風)	17.9	高齡衰弱	13.3
需要看護3	失智症	30.3	腦血管疾病(腦中風)	19.8	高齡衰弱	12.8
需要看護4	失智症	25.4	腦血管疾病(腦中風)	23.1	骨折、跌倒	12.0
需要看護5	腦血管疾病(腦中風)	30.8	失智症	20.4	骨折、跌倒	10.2

注:熊本縣除外

調查出處:日本厚生勞動省「平成28年國民生活基礎調查概況」

另一方面，在需要看護中，失智症占了二四．八%最多，其次是「腦血管疾病」（腦中風），占了一八．四%。

然後在需要看護裡，看護程度最高的「需要看護五」中，「腦中風」一枝獨秀，所以需要看護五幾乎可說是完全臥床不起的狀態。

還有其次的「需要看護四」裡，雖然沒有五那麼嚴重，但也有行走困難或不容易起立，日常生活全都需要看護的狀態。若許多時間都在床上度過，移動也只能靠輪椅，就可說是「準臥床不起」。

在需要看護四裡，第一名的失智症和第二名的腦中風其實差距很小，所以「腦中風」可說是造成臥床不起最主要的原因。

說到「臥床不起」，也有許多人的印象是「年紀大身體衰弱了，手腳不方便」。這當然也沒錯，但是其實「腦中風」才是最主要的原因。

腦中風死亡率不高，但是有後遺症

據說腦中風的患者愈來愈多。

二〇〇〇年時，腦中風患者大概有二十四萬人，預測二〇二五年會到達巔峰約三十三萬人，到了二〇五〇年則是約三十萬人。

二〇二五年時，兩個人裡有一個人會腦中風（《臨床雜誌內科》，二〇一三年五月號，〈馬上來到兩個人裡有一個人會腦中風的時代！〉（到来二人に一人腦卒中時代）」。

腦中風，簡單說就是腦部血管破裂或阻塞所造成的疾病（頁二十八）。腦主宰人類身體的中樞，是非常重要的部分。腦中風雖然會帶給腦部極大的傷害，但其實死亡率並不高。

不同死因死亡率變遷圖(10萬人左右的死亡數)

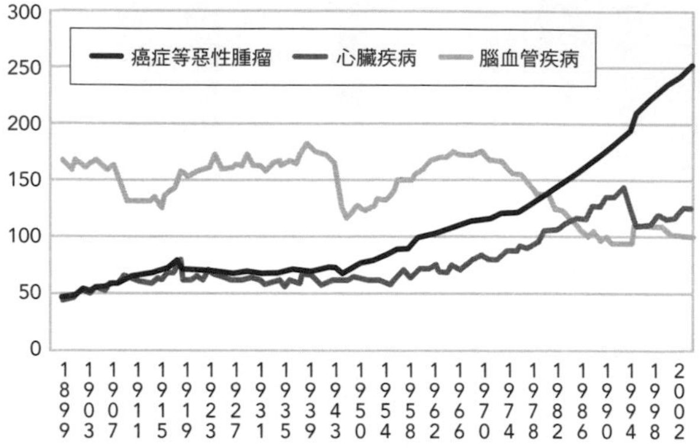

出處：平成17(2005)年度 人口動態統計特殊報告 關於出生統計、心臟疾病及腦血管疾病死亡數量統計

上表是顯示不同死因死亡率的變遷結果。長久以來，不同死因死亡率的第一名都是腦血管疾病（腦中風），但現在已經減少很多。

大約有一〇%是因為腦中風死亡，也就是說其他九〇%則是死裡

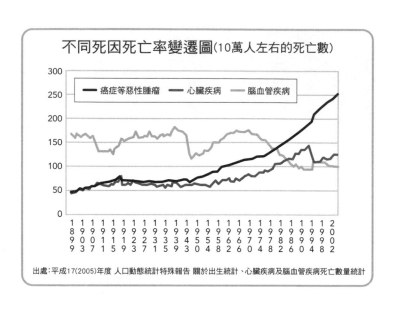

逃生。

因此說「腦中風不會死亡」，的確，這是事實。但是死裡逃生之後，大多會留有後遺症。

一旦腦中風，依腦部受到損害的位置不同，會出現各式各樣的症狀，如半邊麻痺、失語症等。根據腦中風發作之後五年內的追蹤調查顯示，「三分之二的人仍持續有麻痺等障礙」，「二〇％的人則再度中風」。

重要的腦部受到損傷，即便出血不多，但還是會因不同位置而有或大或小的影響。

當然，也不是所有人腦中風後都會因麻痺而臥床不起，而且只要進行適當的復健治療，就能確實改善症狀。

但是，**要避免臥床不起，不要中風可說是最快的捷徑。**

不僅腦中風，失智症也是血管疾病

加重劣化血管負擔所帶來的傷害

腦中風大致來說分成腦部血管阻塞型，以及腦部血管破裂型。

占腦中風整體七五%的是腦部血管阻塞型的「腦梗塞」，而血管破裂型的「腦出血」占了二〇%，另外動脈瘤破裂造成的「蜘蛛膜下腔出血」則有五%。

說起腦部疾病，蜘蛛膜下腔出血非常有名，但是從實際發生的比率來看，並不多，不過死亡率非常高。因此在臥床不起的主要原因裡的腦中風，通常以腦梗塞及腦出血為主。

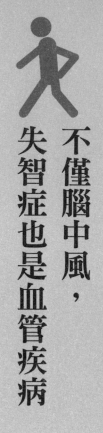

腦梗塞及腦出血都是腦部血管的疾病，發病的原因很多，相同的點都是因為血管劣化。**血管劣化也就是常說的「動脈硬化」**。

高血壓等原因會造成劣化血管的負擔，形成阻塞或破裂，而導致腦中風。

血管性失智症僅次於阿茲海默症

腦中風是腦血管的疾病，而其實造成臥床不起原因第二名的失智症，也大多是腦血管性的疾病。

一提到失智症，大多數的人都會聯想到阿茲海默症，其次就是血管性失智愈來愈多。現在從病理學的角度看來，將兩者合併來看的例子也很多。

血管性失智症是因為腦梗塞或腦出血而傷害腦部血管所造成的。換句話說，腦中風就這麼成了失智症的原因。實際上，**從腦中風發作以來，在五年內的追蹤調查裡發現，「二二%至二五%的人會變成失智症」**。

因此，毫無疑問地，一旦腦中風，就很容易變成失智症。

八十歲的人血管依然年輕的原因

讀到這裡，大家一定不想罹患腦中風吧？

但是所有疾病都一樣，一定是有什麼容易造成腦中風的危險因子，而危險因子可以分為「無法修正」和「可以修正」的。

在無法修正的危險因子裡，有年齡（五十五歲以上，每增加十歲風險加倍）、性別（男性比女性的風險更高）、腦中風的家族病史等。

愈高齡愈容易腦中風，也更容易需要看護，這也莫可奈何，但是還是有個人差異。有人即使高齡八十或九十也不會中風，仍非常健康。

在這裡，重要的是**可以修正的危險因子**。

可以修正的危險因子有高血壓、糖尿病、高脂血症、心律不整等心臟疾病，以及肥胖、頸動脈狹窄、吸菸、缺乏運動、飲酒過量等。

為了避免罹患腦中風，如何控制可以修正的危險因子就成了關鍵。

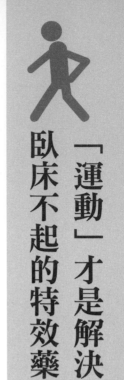

「運動」才是解決臥床不起的特效藥

修正造成腦中風的危險因子

那麼，要怎麼樣才能控制造成腦中風的「可以修正的危險因子」呢？

就是不要罹患高血壓、不要罹患糖尿病、不要變成高脂血症、不要肥胖。即使已經有這些情況，也要好好控制，不要變得更糟。

其實，要預防或治療這些疾病有有效方法，而且還是免費的，大家知道是什麼嗎？

就是「運動」——適當的運動。

不管是高血壓、糖尿病、高脂血症，原因都是肥胖。都說「肥胖是萬病之源」，實際上，透過減重，就能減少身體許多的不適。

而且，大家也都知道運動是最有效的減重方法。

此外，運動對高血壓也有直接的影響，**能弱化會影響血壓上升的交感神經作用，改善血管功能。**

糖尿病是血液中糖值過高的疾病，高脂血症則是血液中脂質過多的疾病。血液中糖和脂質過多，會讓血液濃稠、不易流通，造成血管劣化，最後就會形成血管阻塞或破裂而變成腦中風。

所以我們需要運動。**因為身體裡的氧能分解糖及脂質，而要增加血液中氧含量的最好方法就是「運動身體」。**

預防造成臥床不起的第三名原因——骨折、跌倒

運動也能夠有效預防造成臥床不起第三名的「骨折、跌倒」。

骨折在罹患骨質疏鬆症、骨頭變得比較脆弱時很容易發生。

骨骼的強度通常是指外側骨骼的骨骼密度，及內側骨骼的本質，這兩者都很重要。

根據慈惠會醫學大學骨科齊藤充醫師的研究指出，和「骨質密度高、骨質好的人」比起來，「骨質密度高但骨質不好的人」有一．五倍的機率更容易骨折，而「骨質密度低但是骨質不錯的人」則有三．六倍的機率，「骨質密度差、骨質又不好的人」則有高達七．二倍的機率會骨折。

當罹患骨質疏鬆症，臥床不起的比率會高達兩倍。

高齡者常彎腰駝背，其實很多例子都是因為背骨（脊椎）骨折。因為骨質疏鬆的關係，骨骼變得非常脆弱，只要一點點衝擊就會使得背骨如被壓碎般骨折，這就是「脊椎壓迫性骨折」。

有很多人都因為脊椎壓迫性骨折造成起身不易，就此臥床不起。

那麼要如何提高骨骼密度、強化骨質呢？就是運動。

骨骼經常性的重複「骨吸收」（破壞）和「骨形成」（再生）的過程，稱作「骨骼新陳代謝」，每次的循環約是四個月。

藉由運動使得血流暢通，活化骨骼形成的過程，就更容易製造骨骼，同時也會增加骨量。

此外，為了讓形成骨骼的鈣質能附於骨骼上，也需要藉由運動向骨骼施加些壓力。

停止肌肉的衰老及關節疾病

能強健骨骼的運動，同時也能鍛鍊肌肉，**特別是女性，隨年紀增長，肌肉也會不斷衰老，這會成為站不穩的原因。然後就容易引起跌倒**，如果再加上骨質疏鬆，就更容易骨折。

若藉由運動強化骨骼、鍛鍊肌肉，便可遠離臥床不起。而成為需要支援前幾名的關節疾病也是相同情況。**藉由運動可同時強健骨骼及肌肉，也能改善膝蓋疼痛。**

運動不是年輕人的專利，對高齡者來說，也非常有效、重要。不只是運動，「飲食」當然也非常重要，還有定期接受「健檢」也不可或缺。但是，僅僅改變飲食並不會長肌肉，骨骼也不會強壯。此外，誠如剛剛所提到的，肥胖是腦中風及其他許多疾病的成因，無法單靠改變飲食改善。

首先，就是要做運動，開始運動之後自然會瘦下來，生理規律正常，就能過著健康的生活。

不需要激烈的運動，「走路」最好

持續運動非常重要

話雖如此，但也許會有人這麼說：

「到了這個年紀才開始……」

「運動很不在行啊……」

沒關係，因為不需要激烈的運動。

為了健康而運動，必須每天持續進行才會有效果。期間並不是只固定一個月或半年就好。**激烈的運動大多無法持久。**找一個「不太辛苦」的運動，一直持續做下去才是最重要的。

在此我推薦大家「走路」，就是walking。

以前讀賣新聞社針對「體育」做了一個日本全國性的調查。問題內容是：「你平常都做些什麼運動？」結果依序如下：

第一名　走路．散步
第二名　輕鬆的體操
第三名　打高爾夫球
第四名　慢跑．馬拉松
第五名　游泳．有氧體操

所以在大家的感覺裡，走路應該是最輕鬆、容易持續的運動才是。

「二十到四十分鐘的健走運動」能降低死亡率

不知道大家有沒有聽過**代謝當量**（METs: metabolic equivalents）？

代謝當量是測量運動或身體活動強度的單位，坐著放輕鬆的狀態是一代謝當量，透過消費多倍能量可表示強度。

比方說瑜珈是二．五代謝當量，慢跑則是七代謝當量。

換句話說，瑜珈是坐著時的二．五倍，而慢跑則會消耗七倍的能量。

二〇一〇年時，《循環》（*Circulation*）雜誌刊登了一篇關於運動和死亡危險率關係的論文（Kokkinos P），在二十年之間，針對五千三百一十四名男性退役軍人（平均年齡七十一．四±五歲）為對象取樣。

結果顯示，**如果進行五代謝當量以上的運動，可降低死亡率**，而與其吻合的

身體活動的運動數表

代謝當量（METs）	活動內容	相當一運動的時間
3.0	踩步機：50 瓦特、極輕鬆的運動、重量訓練（輕、中度），保齡球、飛盤、排球	20 分
3.5	體操（在家，輕、中度）、高爾夫（上場，不含等待時間）	18 分
3.8	稍微快走（平地 稍微快走＝94 公尺 / 分鐘）	16 分
4.0	快走（ 平地 95 ～ 100 公尺 / 分鐘）、水中運動、水中柔軟體操、桌球、太極拳、有氧運動、水中體操	15 分
4.5	羽毛球、高爾夫（自己扛球具，不含等待時間）	13 分
4.8	芭蕾舞、現代舞、扭扭舞、爵士舞、踢踏舞	13 分
5.0	壘球或棒球、兒童遊戲（跳石頭、躲避球、遊戲器材、彈珠等）、快走（平地快走＝107 公尺 / 分鐘）	12 分
5.5	踩步機：100 瓦特、輕微活動	11 分
6.0	重量訓練（ 高強度，舉重、健美 ），美容體操、爵士舞、慢跑及走路交互進行（ 慢跑 10 分鐘以內 ）、籃球、游泳、划水	10 分
6.5	有氧體操	9 分
7.0	慢跑、足球、網球、游泳：仰泳、溜冰、滑雪	9 分
7.5	登山：背負 1 ～ 2 公斤重物	8 分
8.0	自行車（ 約 20 公里 / 小時 ）、跑步：134 公尺 / 分鐘。游泳：自由式：慢速（約 45 公尺 / 分鐘）、輕度～中強	8 分
10.0	跑步：161 公尺 / 分鐘，柔道、柔術、空手道、泰拳、跆拳道、橄欖球；游泳：蛙式	6 分
11.0	游泳 ：蝶式、游泳：自由式，快速（70 公尺 / 分鐘 ）。活躍性活動	5 分
15.0	跑步：上樓	4 分

出處：日本厚生勞動省

五代謝當量，就是「每天走路二十至四十分鐘」。

細看代謝當量表，代謝當量五的走路是「快走」。「一〇七公尺／分鐘」，其實相當快。以年輕人一般走路的速度來看，男性大約是八〇公尺／分鐘，說不定這已經是高齡者接近跑步的速度。

表右側有「一運動」，如果我們把「一運動」等於身體的活動量（卡路里消耗量）來看，五代謝當量的「快走」要持續十二分鐘才等於「一運動」。

另外，三代謝當量有「極輕鬆的運動」，大概就是平常的走路步行，而且三代謝當量是持續二十分鐘才等於「一運動」。

因此**十二分鐘的「快走」和二十分鐘的「平常步行走路」，在計算上是相同的身體活動量**。也就是說，即使是三代謝當量的運動，依時間長短也能等同於五代謝當量的運動。

因此不需要拘泥於速度，以不勉強、能做得到的速度就好。

有氧運動強健心肺功能

也不見得一定要慢跑、「跑步」，當然能跑最好，但其實光「走路」就十分有效果。後面的章節裡會詳細解說，只要運用「有效的」走路方法，就是最好的運動。

走路是全身運動。會動到腳、手腕、體幹等，能夠鍛鍊全身骨骼及肌肉。

而且，走路是有氧運動，只要有毅力持續，一點點的有氧運動也能鍛鍊到心臟及肺功能。最大氧氣攝取量若變多，就不容易生病。

有氧運動也能強化血管，預防動脈硬化。

只要持續走路，就可以維持能一直走下去的身體狀況

住院患者的「廢用性症侯群」

臥床不起是指無法行走。反過來說，只要把目標設為能夠一直行走，就必然不會臥床不起。只要走路，就不會有問題。

相反的，**若不走了，人很容易會變得不能動**，在復健醫療的現場，我實際感受到，人很容易就會變得不能動。

麻痺是腦中風的代表性後遺症，但因為全身麻痺而臥床不起的例子其實不

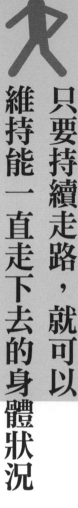

多，然而，若因一隻腳麻痺或高次腦機能障礙*而不願意出門、行走，身體會愈來愈虛弱，最後就臥床不起了……這樣的惡性循環案例有很多。

我們常會聽到動過比較大的手術之後，醫院會催促病患趕快站起來行走，因為若臥床不起，身體機能會很快衰弱。

這就是「廢用性症候群」。

我們針對住院患者所進行的復健治療，主要也是為預防「廢用性症候群」。

在靜養狀態下，不讓肌肉舒張伸縮，只要一個星期，肌力就會掉十至十五%，如果一個月躺著不動，肌力會只剩下一半。

如果是年輕人，即便肌肉只剩下一半，因原本就有肌肉量，還有可能回復，但是本來肌肉量就不多的高齡者，如果掉到一半，就很難回復成原來的狀態。

即使需要看護也要走路

現代的復健醫療非常進步，甚至令很多人吃驚：「竟然能回復到這種地步？」但是即便技術再進步，對於那種「一線之隔」、完全救不回來的衰弱狀態也是莫可奈何。

身體不動，馬上就會衰弱。但是只要持續活動，身體就能維持健康。即使到了需要看護的階段，也要走路。

年紀大身體卻很健康的人，大多經常走路。不是因為健康所以走路，是「因為走路才健康」。

＊高次腦機能障礙，一種執行功能障礙疾病，因事故或疾病導致腦部病變，出現諸如記憶力障礙、常犯錯、無法集中注意力等情況。

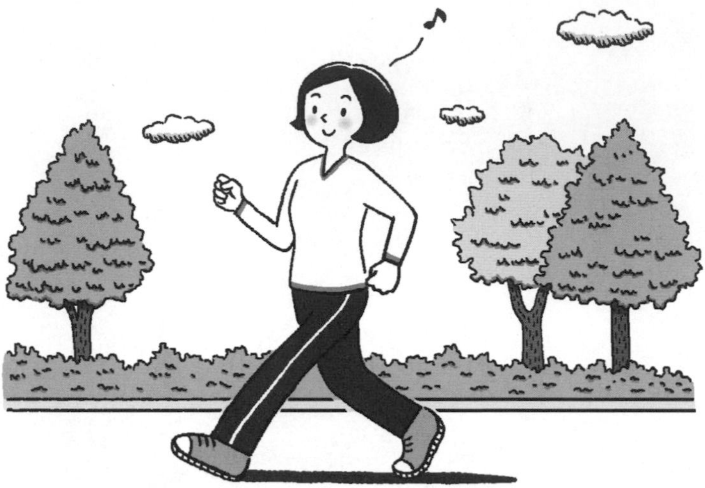

人的身體本來就能遠距離移動。

「走路」正是人類的基本根源，和「活著」是一樣意思的。

在腦中風的復健醫療現場，常常會看到有人本來委靡不振地坐在輪椅上，但是靠自己的力量站起來開始走路後，整個人精神就來了。

自己能動＝年輕，還能走就是年輕。

希望大家從今天開始多多走路，永遠健康長壽吧！

第 2 章

起步走，即使是一步也好

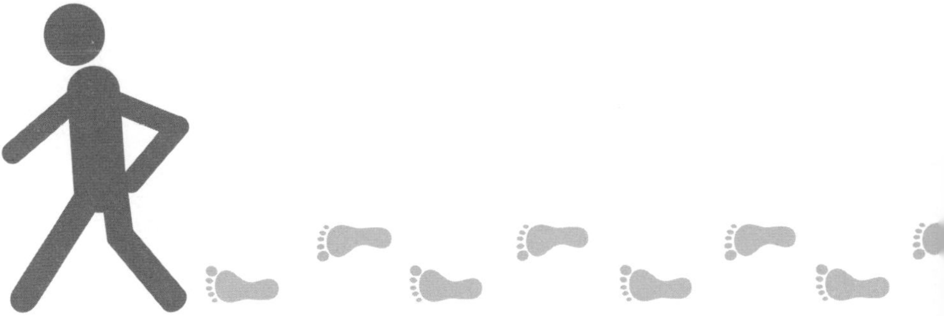

要有「一兩步也好，多活動」的想法

減少在家裡不動的時間

我們的身體總是在對抗「重力」。

身體會衰弱其實就是「輸給了重力」。年輕的時候常常蹦蹦跳跳，年紀大了就做不到，就是因為沒有肌力可以對抗重力。

舉起手腳、保持背部挺直等都是反重力的行為。最不反重力的動作就是躺著的狀態，所以睡覺時當然最輕鬆。

血液循環不好也是因為無法對抗重力的關係。

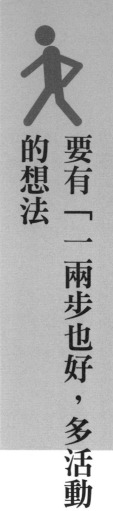

人站著的時候，血液從心臟流到腳趾頭，當血液要回流，就必須加強心臟收縮，讓血液從下回到上頭，這個幫浦作用就是血壓。

但是當幫浦作用衰弱，流到腳趾頭的血液會停滯而形成浮腫。血液無法送至腦部，就會引起暈眩、站不穩。

要打造對抗重力的身體，反過來說，就是要給予身體類似對抗重力的負荷。這就是所謂的**「抗重力運動」**。

大家待在家裡的時間長嗎？待在家裡時，或坐或臥的時間大概是多少？

如果一直都躺睡著，維持姿勢的肌肉會加速衰弱，等注意到的時候，連坐著都會覺得很難受，如果是坐沒有手把的椅子，站起時身體就會搖搖晃晃。

而且長時間坐著，腳力也會變弱。

大家知道嗎？壓著手把站起來時會發出「呦咻」的聲音，就是腳力不夠，需要借助手來出力。

年輕人站起來時不太會手壓把手，如果那麼做了，就是腳力衰弱，自然開始借助手部力量的警訊，所以請小心留意。

上廁所時「順便」也走去廚房

坐著比躺著好，站著比坐著好，這就是在對抗重力。**在家裡，最好「隨便找個理由」走來走去，讓身體有點負擔。**一分鐘也好，盡量減少坐著或躺著的時間。

重點是「順便」，大家去上廁所的次數應該都蠻多的，還有一天三餐，洗一次澡，這些都是待在家裡時一定要做的活動。

在此，讓我們來「順便」增加一點步數。

上廁所時，順便走到廚房喝口水或泡杯茶，然後再去客廳。洗完澡之後，也經過廚房再回臥室……。

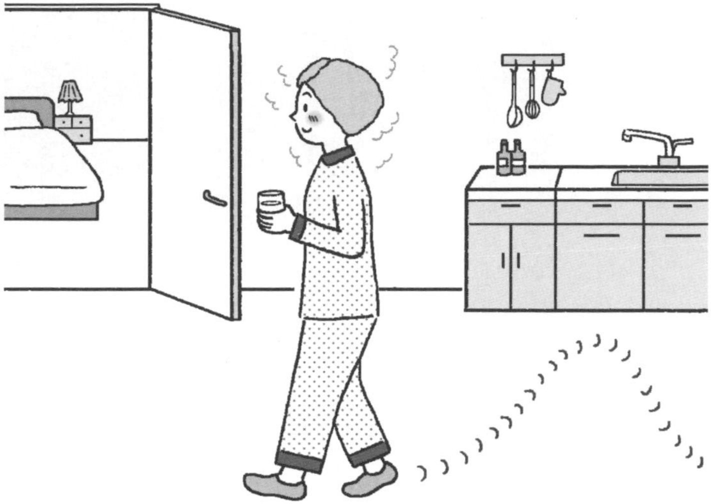

走到廁所大概是十公尺，約走路十五步，來回三十步，如果上八次廁所，就是二百四十步。

洗澡一次、吃飯三次也有三百六十步，如果平常是這樣的步數，**藉由走迂迴路線應該就可以簡單超過三倍的一千步。**

一步也好、兩步也好，貪心一點的想法很重要。

目標一千步，就會遠離臥床不起

調查五千名高齡者的「中之條研究」

「中之條研究」是非常有名的研究。

以住在群馬縣中之条町六十五歲以上的五千位居民為調查對象，調查持續十五年，甚至至今仍持續著，已經成了一份論文。

這研究是在農村裡大規模針對居民日常生活，及相關疾病展開調查。

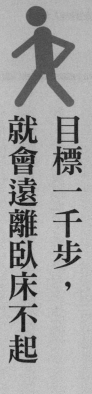

在這份「中之条研究」中，統整出「走路二千步可預防臥床不起」的結果。

請參考左邊圖表。「中強度活動時間」裡的中強度，指的是快步走。時間是

中之条研究

步行步數	中強度活動時間	能夠預防的疾病
2000步	0分鐘	臥床不起
4000步	5分鐘	憂鬱症
5000步	7.5分鐘	需要支援、需要看護、失智症、心臟疾病、腦中風
7000步	15分鐘	癌症、動脈硬化、骨質疏鬆症、骨折
7500步	17.5分鐘	肌少症、體力低下
8000步	20分鐘	高血壓、糖尿病、脂質異常、代謝症候群(75歲以上)
9000步	25分鐘	高血壓(正常高值血壓)、高血糖
10000步	30分鐘	代謝症候群(75歲以下)
12000步	40分鐘	肥胖

出處：東京都健康長壽醫療中心研究所

零分，也就是說不帶給身體任何負擔，平常的步行二千步，就能預防臥床不起（這裡的「臥床不起」應該主要是由於肌力衰弱所造成）。

在自家的行走步數，可如前述，提高到一千步，接下來則是試著思考如何增加到二千步。

當然，光是待在家裡，要再增加一千步很困難，如果房子不是很大，可能走個幾公尺馬上就會撞到牆。而且明明沒事卻在狹小的家裡走來走去，也很不切實際。

要增加步行步數，就要出門。話雖如此，但不用出遠門。

來回住家附近的便利商店，確保走路步數

例如，行走的步幅是五十公分，感覺就像是慢慢地小步走，走到便利商店，隨便買個什麼東西回家。

從家到便利商店的距離，每戶都不太一樣，若是二百公尺，兩步算一公尺，單趟就是四百步。在店裡走走晃晃、購物，往返大約是九百至一千步。

如果在家已經走了一千步，這樣就有二千步。

這個例子是假設平常不太運動，也少出門的人，是非常輕鬆的設定，只要稍微提高一點程度，三千步也不是困難的目標。

比方說，**若早上、下午各一次，都可以走去便利商店，就能達到三千步**（不是在幫便利商店業配，只是舉例）。

而且還可以走去車站前的圖書館，若走到車站是五百公尺，來回就有二千步。

這些總計起來，就已經超過五千步。

剛剛在「中之条研究」圖表中看到，「走五千步能預防失智症及腦中風」。中強度的活動量需要七分鐘，但其實只要在家附近走走，就能預防兩個會造成臥床不起的主因。

每週至少一次前往里民活動中心

簡單估算一下怎麼走五千步？

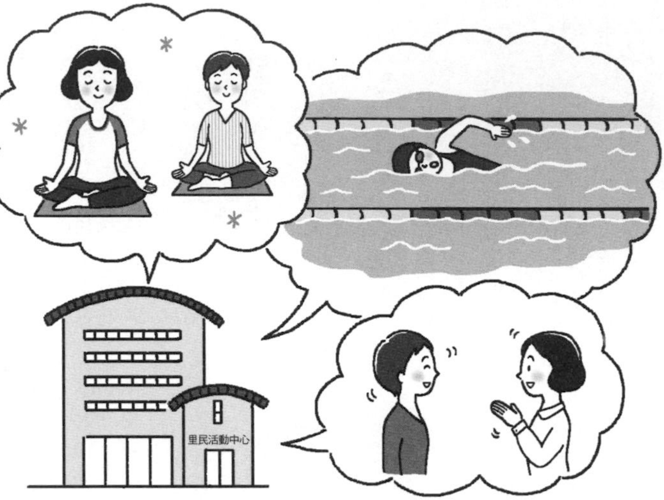

①養成習慣，在家走路順便多繞一下。
②早晚走去離家約二百公尺的便利商店買東西時，也試著順便多走點路。
③試著走去離家約五百公尺的車站前圖書館。

如果能做到這樣就太棒了。

剛開始時想休息不去站前的圖書館，或一天只去一次便利商店也可以，這是在養成運動習慣，不是競走比賽，所以不用著急。

反正就是盡量製造出門的機會和場所。

我也推薦地區性的里民活動中心。那裡會設置運動訓練器材或是游泳池，其中還開設舞蹈、瑜珈、紅茶教室。

如果不太喜歡團體活動的人，也有繪畫教室以及電影觀賞會可選擇，很多都是免費或價格便宜的服務，請務必去看看。而且白天去圖書館，也能節省空調費用。

在冷氣舒適的空間裡，比窩在狹窄自家的冷氣房裡，身體似乎也覺得比較舒服。

每週一次就好，去試試看有什麼可以做的，就從那裡開始吧！

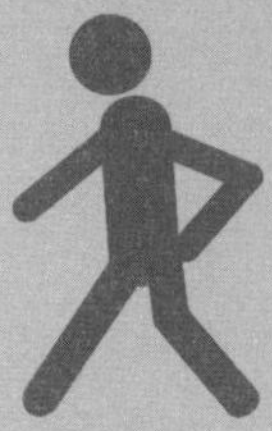

「外出」的重要性

「拓展生活圈」也是復健的目標

外出也能拓展生活圈，這點非常重要。

許多高齡者常把自己關在家裡。**可是一直待在家裡，不只身體會衰弱，心情也會變沉悶。整個人會不斷老化。**

在我們醫院裡，有許多腦中風住院的患者，在針對出院患者的復健醫療裡，我們的大目標就是「外出」。

生活圈評鑑指標（Life-Space Assessment）

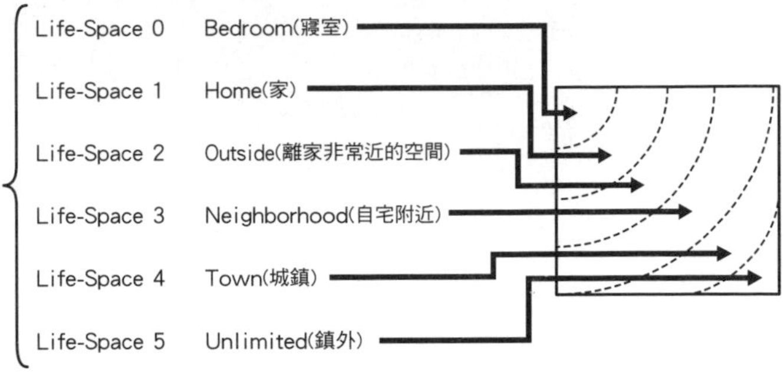

出處：公益社團法人日本理學療法士協會

有一項指標名稱LSA（Life-Space Assessment）。

Life Space即評鑑生活圈大小的指標。如圖所示，生活圈0是寢室，也就是幾乎臥床不起的狀態。然後慢慢變成1、2、3，從住家拓展到自宅附近。

若出門去便利商店或超市，就能接觸社會。若走到車站，附近有更多的商店，就有買東西和外食的機會。

更甚者，可以搭電車遠行，之後

也可以去旅行。

像這樣擴展生活圈，開拓世界，就等同於「抱持好奇心活下去」。**好奇心能活化大腦，是保持年輕的秘訣。**

和朋友相約或去看電影等，只要拉長走路的距離，生活就會確實出現變化。與人說話也非常能活化大腦。

患者中，有人每三個月就要來做復健治療。他把當天當作外出的機會，非常開心地前來。

患者會在醫院裡和我們聊天，然後活力十足地回家，並且每天都期待下回來醫院的時間。即便是三個月一次的外出，對身心也有很大的影響。

與社會多接觸能讓人活力充沛

讀者諸君若有人就是不愛出門，那也不用突然想著要出門，可以先從在自家附近丟垃圾，或傳傳里民聯絡板開始。

被人盯著看，當然會覺得害羞。

為了不要臥床不起，出門前稍稍打扮一下，綁個頭髮，穿上襪子，換上長褲、不要穿著睡褲，這也算在日常生活中加入許多動作。

光是綁頭髮就是上肢運動。

將手腕抬高至比心臟高的位置，會給心臟帶來負擔。保持手舉高的姿勢綁頭髮，將手肘維持在一個比較高的位置，意外地也會需要肩膀的力量。綁頭髮這個動作，眼睛看不到，是在頭部後方邊想像邊做，所以能活化大腦。

即便不做什麼特別的事，這樣的運動也很夠了。為了穿上襪子，需要一定的柔軟性，股關節和膝蓋關節才能確實彎曲，碰得到腳尖。

若坐在地板上穿，要將腳拉往身體，這姿勢很不穩定。一邊保持這姿勢，一邊穿襪子，是高難度的動作。

換掉睡褲的動作，要舉起一隻腳，像火鶴一樣單腳站立幾秒。保持單腳站立的動作，比起走路更需要下肢的肌力。

「一萬步」不是絕對

沒有根據的數字

有人說，「為了健康要走一萬步」。

為什麼是一萬步？

大家常用的計步器，在日本通稱為「萬步器」。這個名稱其實來自一九六五年YAMASA公司發售的「萬步器」。該產品能計測的步數似乎就是一萬步。

本來是根據美國學者提出的研究為基礎，能增進健康的步數是一週走六萬九千步，為了方便計算，才使用一萬步的標語進行促進健康的活動。

換句話說，一萬步的根據很模糊，只能說是為了促進健康的一個指標而已。

「一萬步」的步數很多，一般要走約兩個多小時。就算是年輕人，一天走一萬步也相當累。

將一萬步設定為每天走路的目標是不切實際的。況且，**不用走到一萬步也有十足的運動效果**。

請再參照一下前面的「中之条研究」。如前所述，走五千步就能預防腦中風及失智症，如果能提高到七千步，就可以預防造成臥床不起原因第三名的骨折、骨質疏鬆症，臥床不起將會離你愈來愈遠。

前面說的五千步或七千步其實也不是絕對，後面的章節會詳細說明，重要的不是步數，而是「內容」。有種方法能用三千步走出七千步的效益。

不過，步數等於「移動了多遠」，也是評鑑是否有積極外出的指標。

沒有必要只將步數設定為目標，但是非常建議大家多多走路。

依據不同季節改變步數

每天不需固定要走多少步，不要把這件事想得太難也很重要，下雨天休息也沒關係。

炎熱時不用勉強出門，重點就是讓自己不要以走路為苦。比方說，**春秋適合運動的季節就認真走，炎熱或寒冷時可以看氣溫或天氣來決定**。

我的智慧手機裡有計步功能，其實還蠻好用的。

查看每個月的變化可以發現，五月、九月、十一月、十二月時，我走的步數比較多，而七月、十月的時候則少一些。可能是夏季天熱，步數就減少，秋天則可能是因為太常下雨。

年底可能因為過年很忙，所以冬天步數比較多，也可以想成這很有益健康。

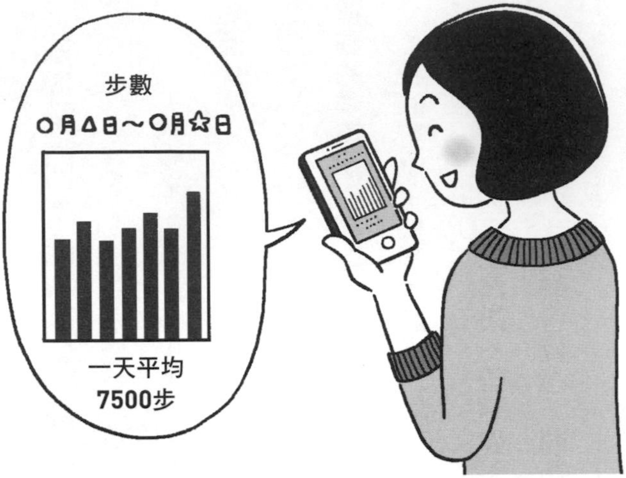

酷暑之日不用勉強，可是年底很忙，步數就會增多，和人的來往變多，外出機會也增加了，這些都是好事。

兩三天走一次也可以

比起一天的步數，規律的頻率更重要。當然如果每天都能走最好，最糟的就是勉強自己。要讓從來都不太走路的人，突然設定目標「每天要走七千步」，肯定無法持久。運動是一輩子的事，開心持續下去才最重要。

我建議患者要運動的時候，常常都會說「兩三天走一次就好」。當我說「一個星期走二至三次就好」，大家都會很不以為然。但是當我說「兩三天走一次就好」，雖然感覺很少，但是大家都會試試看。而這明明說的都是同一件事啊！

不用想說每天都要走，可以先走個一兩次。**請想著，今天走了之後可以休息兩天**。而且不用長時間的走，養成習慣，外出走個十分鐘、十五分鐘。若不覺得走得辛苦，只要慢慢增加頻率和步數就好。

走路速度和步幅的關聯性

「走得快的人很長壽」是事實，但是……

除了步數，我們也來看看步行的速度。

聽說「走得快的人很長壽」。

有一份很有意思的報告，是關於「步行速度和生存率」的。

這份報告整理了一九八六到二〇〇〇年整十五年之間，以三萬四千四百八十五名六十五歲以上高齡者（平均七三・五歲）為對象的調查結果。

根據作者史蒂芬妮・史杜登斯基（Stephanie Studenski）博士等研究團隊表

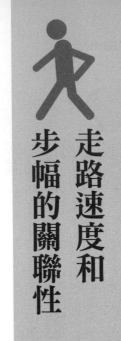

示，在這段期間過世的人數有一萬七千五百二十八人。

非常有意思的是，該結果顯示了整體生存率和步行速度的關係，**在統計上來看，步行速度和生存率的確有明確的關係**。步行速度比較快的人顯然比較長壽。

這一份報告也刊載在世界四大優良雜誌之一《美國醫學會》（*JAMA*）上，可信度很高。

由此可見，快速走路的確很吸引人。

所以，沒有走路習慣的人，**請想著，只要開始走路，就已坐上長壽的列車**。之後再慢慢增加步數，若也養成外出的習慣就好了。

比起在室內，外出走路比較有壓力，情緒也比較不安定。

如果能輕鬆外出，也就表示站立和步行的能力已經達到一定水準了。別在意，先參考頁五十九提過的LSA，試著拉開步行距離看看。

若能穩定步行，接著再拉開步幅。步幅拉開後，步行速度自然會變快。沒問題的，只要持續下去，步行速度一定會變快。

〔參考文獻：Studenski S.et al: Gait speed and survival in older adults. *JAMA*, 305（1）, p50-58, 2011.〕

步幅拉大，速度也會加快

步幅一般可用下列公式計算：

步幅＝身高×〇．四五

依此公式，身高一七〇公分的人步幅約七十六公分，身高一六〇公分的人步幅是七十二公分。

首先在地板上，用膠帶貼出記號步幅的印子，實際走走看該步幅。以平常跨大步走的感覺，確認是不是有勉強跨出步伐，然後再來做調整，應該大部分的人都能感覺出跨大步走的感覺如何。

若是輕鬆跨步走就不用擔心。為了能夠快步走，請試著用這個步幅再稍微加快速度即可。

手機裡應該都有節拍器的APP，可以設定得稍微快一點，試著挑戰設定一分鐘走八十至八十五步的速度。

如果覺得太快也不要勉強，可以設定一個自己覺得「有點快呢」的速度就好。你本來就有自己的步行速度，只要設定稍微快一點就好。

將腳像圓規一樣向前伸出，從最寬處嘗試像要把圓規收起來一樣，收縮大腿內側的肌肉。**步幅變小的人，表示大腿內側的肌力可能比較弱**。

一般來看，不太會只有大腿內側的肌力下降，有可能下肢肌肉的整體肌力都在衰退。

雖然要拉開步幅，其實也只是平均而已，配合拉開步幅來走，就是很好的肌力訓練。**習慣之後，一公分也好，試著拉開步幅看看。**

若能跨大步走就是屬於健走、運動的範疇了。

快走有延年益壽的效果。

快走能促進新陳代謝，更容易燃燒體脂肪。

「動作量」的基本縱橫軸線

據說斑馬線一般都是以一秒走一公尺的速度在調整紅綠燈。

我們物理治療師通常在患者出院前，都會以一個人穿越斑馬線、十秒走完十公尺的目標來設計療程。

步幅的大小、步行速度的快慢，都只要「比之前狀況好」就好。即使是小幅度增加步幅，也都有提高肌肉活動的效果。

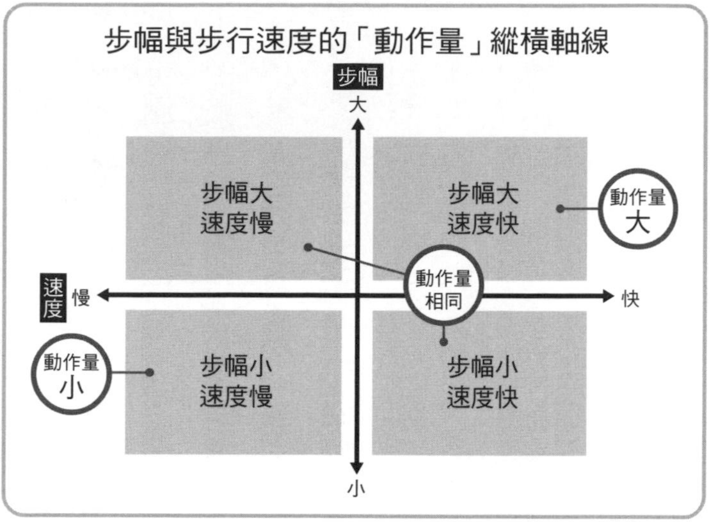

另外，稍微走快一點，也能提高心跳數，但是很快會感到疲累。

若目的是要走得長遠，就不需要快走。

外出就是能夠走得長遠，再加上能和同行的朋友或家人，用相同的速度一起走也很開心。可以配合不同狀況來調整改變。

請參照上圖，這是步幅和步行速度的關係縱橫軸線表。

右上的「步幅大速度快」，是「動作量」最大的。所謂「動作量」，就是消耗的能量。左下則是對比的兩極「步幅小速度慢」，是「動作量」最少的牛步。

重點是左上和右下的「動作量」是差不多的，也就是說，**「步幅大速度慢」和「步幅小速度快」是相同的運動**。亦即，要不就是拉開步幅，不然就是加快速度，可以配合自己的狀況選擇方法。實際上，這對肌肉及心肺功能來說會有些微不同的影響，不過先不要想得那麼複雜。

如果可以改變，首先試著改變步幅吧。如果你的步幅比較小，那麼請試著練習將步幅拉到正常的範圍。前面也說過，只要拉開步幅，接下來速度也會變快。

稍稍拉開步幅、加快速度最理想，這樣就能接近圖中右上的部分了。

首先打造「能輕鬆走下去」的路線

別讓過馬路或上下坡成為不想外出的理由

如果走路不開心就無法持續。

我家附近有很多坡路，騎腳踏車去車站時很輕鬆，回來的時候就很辛苦。若是稍微繞點路也是有平坦的路，如果時間不趕，我就會走平路回家。

不想外出的人，會不會也是因為去車站的路程有坡度起伏？

不少人則是將過馬路視為瓶頸。前面也說過，斑馬線是以一公尺一秒、十公尺十秒的速度來調整紅綠燈。如果擔心不能順利通過，就會影響外出的意願。

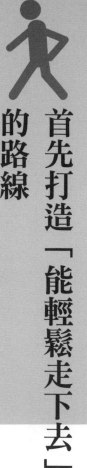

還有，斑馬線上有兩公分左右的高度差，這是為了讓視障者知道這是斑馬線的設計，但是有很多人卻很怕因此跌倒。

所以我建議大家可以避開上下坡路及斑馬線，找出一條平坦的「日常路線」。就像遛狗一樣，總是走相同的路線就好。

在公園聽著音樂健走

我家附近有一個很大的公園，走一圈大概是一公里，很容易計算。

也許不適合不喜歡在公園裡走一樣路線的人，不過就像剛剛說的，走一圈就是一公里，很適合期望能實際感受到成果的人。

邊聽音樂邊走，不禁就令人忘記了時間，一首曲子大概是四至五分鐘。**聽著喜歡的音樂，邊聽邊隨著哼唱，若聽個五首就是二十五分鐘。**

比方說，步幅六十公分，若每分鐘能走六十步，二十五分鐘就差不多走一公里。走個一小時，即便是悠閒地慢慢走，也能走約兩公里。

選擇自己喜歡的歌曲，或是想仔細聆聽新的專輯，配合著走路，就能順其自然又開心優雅的完成。

計算步數也能成為激勵。

使用智慧手機的計步功能時，手機會自動計算，非常方便。當然也可以使用一般的萬步計。

請好好稱讚自己走了多少步，就能以此為樂。

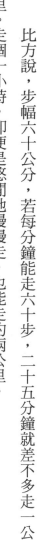

享受走進陌生街道的樂趣

只要不再懶得走路，就可以試著跨足去鄉里中「還沒去過的地方」。之前也說過，考量到ＬＳＡ，逐步增加步行距離是最理想的。

不要勉強，慢慢拉長距離就成功了！

即使是自己住了非常久、以為非常熟悉的城市，其實很可能還有很多根本沒去過的街道。也許可以找到從來不知道的咖啡廳，來一場開心的午茶時間。慢慢的走一個小時，就能遠離臥床不起，而且如果你超過了七十五歲，那就居於平均之上了。

除此之外，若再加上來回公園、平常生活中的走動，應該也早早就能超過六十五歲以上的平均值了。

這麼一來，根本就不用在意到底走了多少步了。

第 3 章

能夠強健血管、肌肉、骨骼的走法

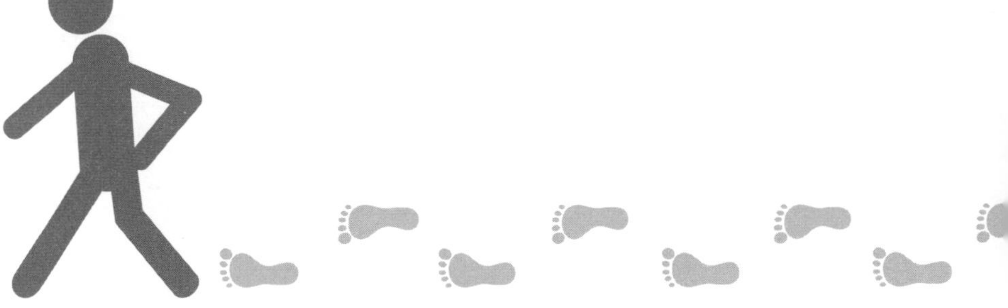

這樣走五百步就能有三千步的效果

將移動時間變成運動時間

前文提到「重要的不是步數，是走路的內容」。在書封面也提到「走五百步就能有三千步的效果」，還有「能夠當成運動的走法」。

只要這麼走，不用特別做其他運動也有同樣的效果。而且血管、骨骼、肌肉都能日漸強健。

重點如下：

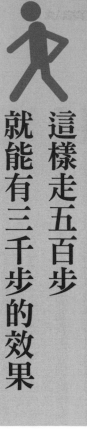

①步幅加大一公分
②腳跟先著地
③腳離地時用腳尖將身體向前推
④手肘向後拉

讓我來一一說明。

步幅加大一公分

這點我們之前也說過，步幅拉大，就像槓桿原理一樣，會更需要以股關節為軸心來出腳用力，以及穩定住不穩的整個身體，**比起小步小步地走，更能夠提升強化下肢肌力的效果。**

不要勉強跨大步，比方說在公園走路的時候，像是「試著在這條直線加大步伐走走看」就夠了。之後再恢復平常的行走步幅就好，這樣一來應該會成為有效的健走。

若是在百貨公司等的室內，也可以以地上的磁磚當參考，稍稍拉開步幅行走也很有效果。

人都想盡可能穩定地走路，手上拿著東西或疲倦時，本能上就會縮小步幅，只要試一次就會知道，左右出力的習慣也有些不一樣。

有時候會覺得右邊比較容易出力，而左邊則需要多出點力。這情況就是說，以左腳為軸心時比較平順，而以右腳為軸心時，為了讓身體保持穩定，會以不移動身體重心的方式做調整，左腳才不太容易出力。

腳跟先著地

「腳跟先著地」就是**腳踏出去時，要用腳跟著地**的意思。

人在疲倦時步幅會變小，不太會用腳跟著地。因為這樣，能減少腳的擺動，用整個腳掌著地時不需要太大的運動，既可以緩衝受到的衝擊，也不用動到肌肉即可取得平衡。

用腳跟著地是一個開關，可以吸收衝擊，平穩地將身體重心移到前面時，收縮必要的肌肉，實現高能量轉換效率的步行。

腳離地時用腳尖將身體向前推

先有意識地以腳跟著地之後，接下來試試看刻意用腳尖頂住地面。這是將身體向前推出去的一個重點，用另一隻腳將身體向前推出也就是「push off」。跳遠的時候，要跳起來的那一瞬間，將腳頂住地面的 push off 是非常重要的。

如果能夠做好這個「push off」，**就能將身體往前推出**。

每次走路時都這麼做可能有點難，可以先試做個十次或二十次看看。

手肘向後拉

年齡愈大，有些機能會衰退，其中就包含「體幹的擺動」。步行時，上半身（肩胛骨帶）和下半身（骨盤）會以不同方向擺動。這個擺動就是前進的原動力。

上了年紀後，身體的柔軟性會變差。此外有人一轉動身體腰就痛，或者會失去平衡。肌力衰退之後，為使步行時保持身體穩定，就無法擺動身體。手無法大幅度的擺動，也是一個穩定住身體的戰略。所以身體無法擺動時，步行速度及步幅都會變小。

藉由擺動手讓身體跟著左右擺動，除了讓身體前進，也是一種推動力。

有效的走法

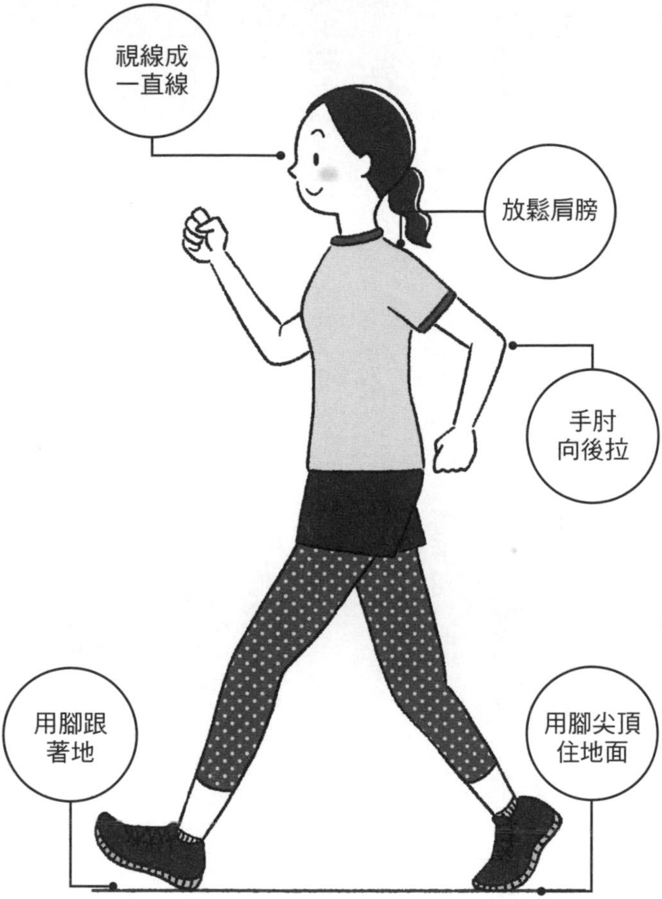
視線成
一直線
放鬆肩膀
手肘
向後拉
用腳跟
著地
用腳尖頂
住地面

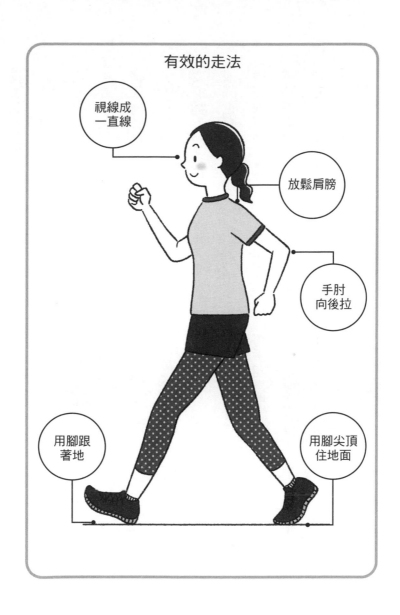

我建議不要著力於將手向前擺動，而是強調向後擺動。因為我覺得許多人似乎都是將手向前擺動。

當然，向前擺動也有效果。可是稍微強調將手向後擺動，會更增加身體的迴旋強度。

試著稍微彎曲手肘向後拉，會感覺好像拉不過去。這是因為肩膀向後擺動的角度最多只有約三十度。所以將手腕往後拉，身體自然會左右擺動。

要擺動身體其實不太容易，擺動身體會讓視野左右移動，身體會變得不穩定，或許也有人因腰椎變形而感到疼痛。

會痛的時候不要勉強，如果不痛就稍微將手向後擺，盡量刻意讓身體擺動。

嘗試這樣的走法之後，應該會覺得很累，可是疲累就是的確有對身體造成負擔的證據。即便只走個十五分鐘都是很大的運動。

「上下樓梯」是鍛鍊身體的好機會

爬樓梯有益心肺功能

樓梯是障礙物，必須跨越才能前進，所以不方便行走的人，我建議和走坡路一樣，盡量不要列入散步路線裡。

可是，如果已經有走路習慣的人，想多鍛鍊一下身體，那麼特意上下樓梯也無妨。

爬樓梯對心臟及肺會造成負擔，下樓梯則是對下肢肌肉造成負擔。上樓梯能加強心肺功能，下樓梯則會增加對下肢肌肉的負擔。所以如果心臟方面有風險，或膝蓋會痛的人，不太建議上下樓梯。樓梯的高低差，愈小愈好，很多公園的樓梯都比較低。

一般的高低差（國際公認的設計）大概都在十六公分左右。高低差愈大對身體造成的負擔也就愈大。

剛開始不要勉強，有利用到樓梯時，覺得是賺到了就好。當然比起平坦的路面，雖然有負擔但也有效益。

下樓有益於「伸展膝蓋的肌肉」

前面也說過，下樓梯會對膝蓋的肌肉（股四頭肌）造成遠心性的負擔。所謂「遠心性」指的是肌肉在伸展時也會進行收縮的運動，坐椅子時或下樓梯時會用到。就像是在高處將繩子綁在水桶握柄往下放的時候，邊拉著繩子，邊

慢慢下樓梯

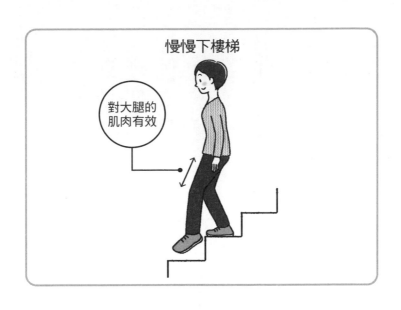

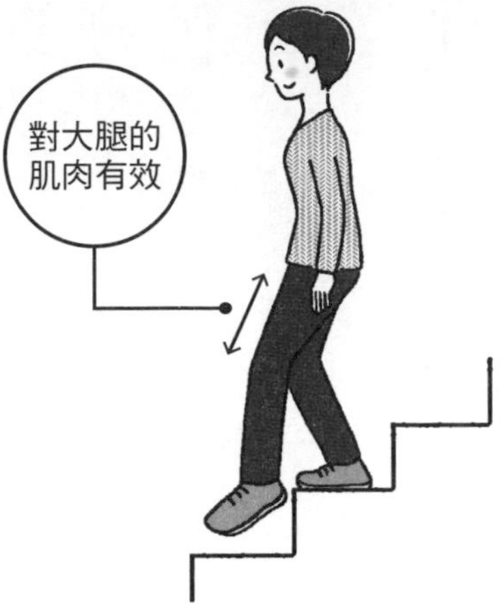

伸展運動肌肉。

下樓梯的時候，不是放開膝蓋的力量如降落般落下，而是**慢慢微微彎曲關節，好讓另一隻腳踩到下一階**。

各位是不是常常跳著下樓梯？雖然這樣能夠增加著地時煞車的力道，但是很多人好像都伸直著膝蓋，沒有使用如「膝蓋鎖」般的肌肉下樓，非常可惜。

請試著平順地下樓梯看看。只要利用遠心性的收縮力，坐下時就不會一屁股坐下，或是要扶著椅子把手才能坐下。

只要膝蓋穩定，身體的穩定度也會提高。要穩定膝蓋，不僅要鍛鍊伸展膝蓋的肌肉、伸展時的力量，練習在彎曲或蹲下時讓膝蓋不要搖晃也很有效。

利用椅子進行站坐練習也很有效果，但如果有機會下樓梯，請嘗試刻意慢慢地彎曲膝蓋下樓梯看看。

若感覺「膝蓋有點累」，就表示效果出來了。

扶手可以協助減輕部分體重

習慣抓著扶手穿越走廊的人，可以不用急著勉強不抓扶手走。

將拐杖立起來就會倒。也就是說拐杖是站不住的工具，是我們手握著將它們立起來的。也就是說，拐杖能夠協助我們減輕身體負擔，比率大概是體重的十至十五%左右。

走路本來就是兩隻腳重複交互移動，只有單腳站立的情況。**也就是說，左右腳都一定有一瞬間的時間是單腳站立**，這個瞬間是用一隻腳在支撐整個體重。

比方說體重六十公斤的人在走路的時候，舉起右腳時，就是「左腳在支撐六十公斤」，然後右腳著地到左腳離地之前，是「左右腳支撐六十公斤」，慢慢地將體重從左腳轉移到右腳，接下來就是「右腳支撐六十公斤」，經過這樣的流程，人才能走路。

也就是說若使用枴杖，不論是哪隻腳正在痛，或感到不安的時候，拐杖可以減輕六至九公斤左右的重量，是不是有點不容易理解？

一開始還是依賴扶手吧。

可以一邊抓著扶手，一邊扶著牆壁走也沒關係。

剛開始慢慢走，等到可以用自己的腳來負擔全身體重就好。

理想的狀況是最後能放開扶手，但有一兩隻手指摸著扶手也無妨，因為全身的重量仍幾乎是由自己支撐。

當然，為了萬一，輕輕摸著扶手也可以。

愈是「不方便」愈是「麻煩」，才有機會運動

無障礙空間的陷阱

科技進步日新月異，提升了生活品質，生活也變得更舒適了。

比方說無障礙空間。不需要越過門檻，房間裡沒有高低差，浴室裡也沒有隔間，所有房間都很平坦，不會絆到腳。對平常生活動作衰退的人來說，這種設計可以讓他們在家裡過得很舒服。

可是換個角度來看，就能看到不同的一面。

從前傳統的日本房屋有超過二十公分高的門檻，樓梯也非常陡峭，房間之間也都有隔間，有很多障礙。

少了那些障礙，在家裡當然能過得舒服點，**但是沒了日日需重複跨越的高低差運動，身體的功能自然會衰退。**

預防跌倒的方法，也是減少運動機會的方法，就像一把雙面刃。

如果自己家變成了無障礙空間，也就表示減少了許多運動的機會。這就是以安全換來的代價。所以我希望大家把本書所提到的訓練加進日常生活中。

相反的，家裡若有許多高低差，其實是鍛鍊身體很好的機會。據說，從前的人為了上蹲式廁所，每天都很努力，因此腰和腳都比較強健。現在連打掃房間都有掃地機器人代勞，沒有吸塵器以前，人們只能用掃把、畚箕，和抹布來打掃，而用抹布擦地正是鍛鍊腰和腳的好方法。

生活中的「不方便」、「麻煩」愈多，讓身體變強壯的機會就愈多。

提米一次不要超過五公斤，減成兩公斤、多提幾次更好

採買食物、生活用品時，大家是分成幾次購買？還是「一次買齊」？如果考慮到運動，我絕對是推薦分成幾次採買。

例如，一次要買五公斤米，不如改成每次買個一、二公斤。

少量採買，能增加購物的次數，也增加了運動的機會。

聽說喜歡米飯的人，會為了保持米飯的風味或品質，而少量採買。也許有人認為一次買五公斤比較便宜，但這只是觀念問題。若改變想法：雖然少量購買有點貴，但可以買到運動的習慣，又能吃到好吃的米飯，不是反而更划算？而且比起去上運動課程的學費要便宜多了。

去採買的時候，請一定要用走的。

因為東西會變重什麼的一堆理由，可能會令人想要開車或騎腳踏車去，但若不是一次買齊，而是「一點一點買」，就不會那麼重了。如果忘了買什麼，再去買就好，光這樣就有運動到了。

我建議把買好的東西放入背包。保持雙手空空的狀態比較安全，身體也比較容易擺動。

如果還是覺得東西很重，可以牽著腳踏車走。雖然不能擺動雙手，但是為了保持平衡不讓腳踏車傾倒，也會充分使用到雙手的肌肉。

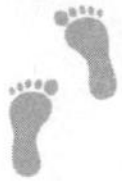

不要搭乘手扶梯或電梯

好像有個標語是「二上三下」。

其實就是「前往較近的樓層時盡量爬樓梯」。去購物商場或公司時也一樣，

故意選擇「不方便」、「麻煩」

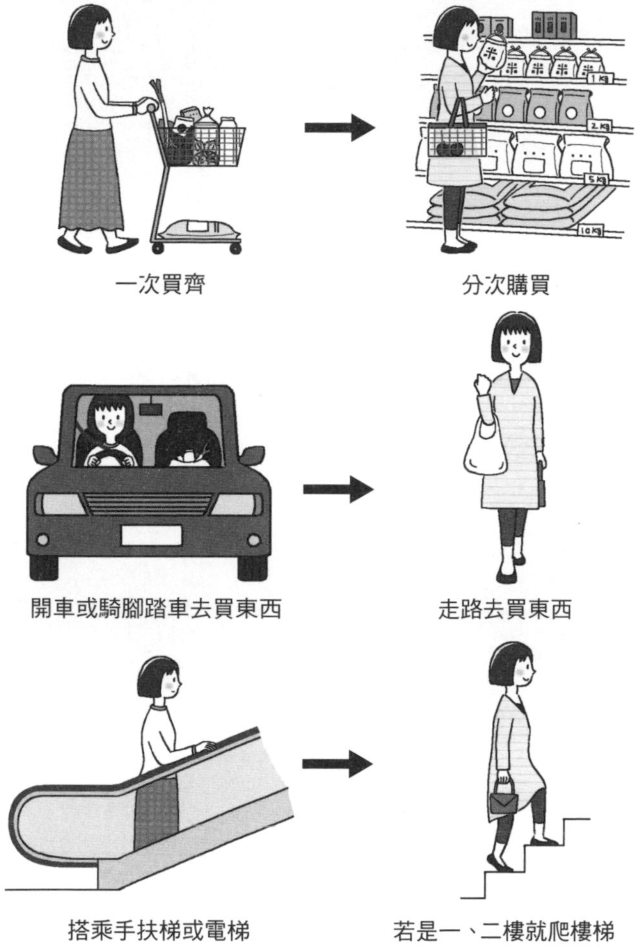

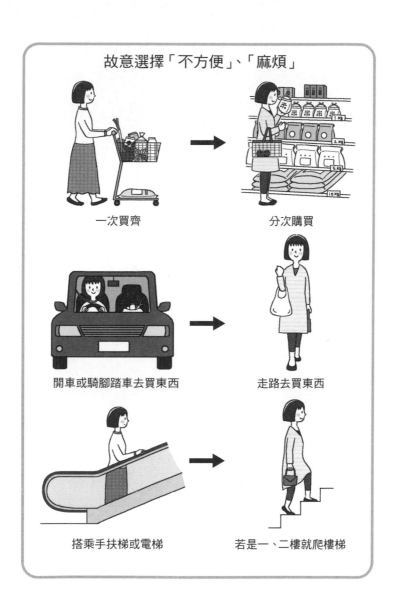

「一上二下」就好，不要搭乘電梯或手扶梯，如果自己心裡建立起這樣的規則，就能期待會有效果。

前面說過，爬樓梯會對心、肺產生負擔，呼吸會變得急促。另一方面，下樓梯會對下肢肌肉產生負擔，但呼吸不會急促，是適合鍛鍊肌肉的運動。不爬樓梯也無所謂，可以試著先從下樓梯開始。

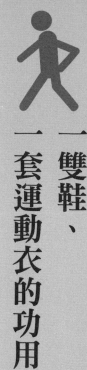

一雙鞋、一套運動衣的功用

現在的健走鞋性能優異

目前市面上有許多款式的鞋子。年紀大了就不會穿運動鞋了，可是如果要健走，最好買一雙。

運動鞋有很多顏色可以選擇，而且穿起來應該會比平常穿的鞋子更輕鬆。

市售的健走鞋是為了走路而設計，真的做得很好。

只要腳沒有異常，請務必試著選一雙適合自己的健走鞋。

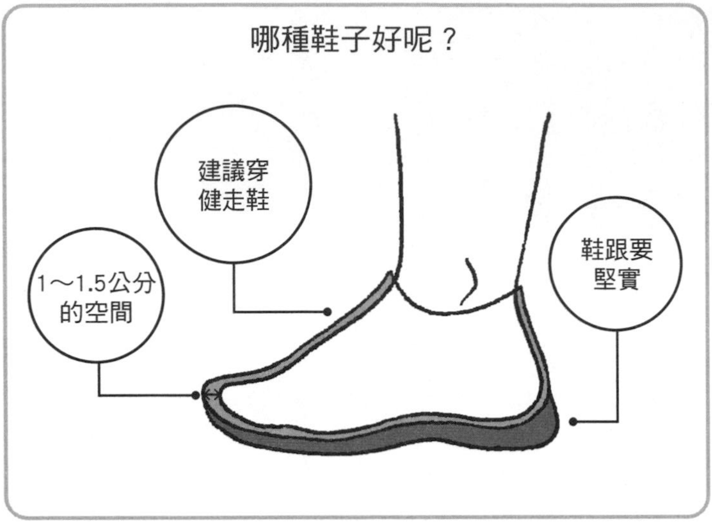
哪種鞋子好呢？
建議穿
健走鞋
鞋跟要
堅實
1～1.5公分
的空間

買鞋的時候除了要注意鞋子的尺寸，更要注意寬幅。

寬幅（Width）是挑選鞋子時應該要特別注意的。日本人的腳似乎比較寬，而且不同鞋商推出來的商品也不盡相同。

若經常走路，會給腳帶來負擔，所以要盡量挑選適合自己身體的鞋子。

走路時，腳尖可以完全彎曲的大小就是適合的鞋子尺寸。**當腳跟與地面貼合，腳尖處還有一至一．五公分左右的空間，就**

是剛好的尺寸。

想想每一步都會用到，或許就不會覺得鞋子貴了。

當然如果有拇指外翻、內翻或扁平足的問題，可找個機會與專家談談。

衣服也一樣，建議買鮮豔一點的。例如，有打高爾夫球的人就知道，高爾夫球衣通常都很鮮豔，真的很好看，除了會讓人看起來年輕些，自己的心情也會愉快。

不要想太多，挑選喜歡的裝備看看。大家應該都有小時候買了雨傘，就會希望隔天下雨的那種經驗吧。選用喜歡的物品，年輕度一定會提升。

從「外表」開始，或許天天走路也會變得很開心了。

一定要記得帶水

一定要常常補充水分。血管中的水分會因為排尿和流汗而減少。炎熱的夏天裡，汗流量要比尿多，上廁所的次數會變少。

流汗是為了降低體溫，透過皮膚排出水分，利用水分子分解達到降溫作用，是身體的功能之一。

就像夏天灑水一樣，**一流汗，血管中的水分就會減少，血液容易變得濃稠，也容易引起心肌梗塞或腦中風等疾病**。

當你覺得渴的時候已經遲了，因此要提醒自己定時補充水分。

說點閒話，水有利尿的作用，喝了水身體就會排尿。

順便一提，咖啡因也利尿，酒精也利尿，這些利尿作用都比水高得多。

希望會喝酒的人多喝水，就是希望補充因喝酒利尿而失去的水分。

小容量的水壺、寶特瓶也可以，一定要確實帶著水，常常補充水分。

用護具解決「膝蓋很痛不想走路」的問題

膝蓋本來就是不穩定、很容易累積壓力的部位

膝蓋會痛、腳踝會痛而覺得不安的人，如果市售的護具用來舒服，也可以在走路時使用。

覺得「今天好像不太會痛」時再拿掉就好。

護具的作用是增加固定力。

何謂「固定力」？話說回來，雖然膝蓋是關節，但其實就像是「橡皮筋一樣

的肌肉」、「像繩子一樣的韌帶」，內含於關節包裡，一邊承受著「內側壓力」，一邊試圖維持身體穩定。

內側壓力就像腳踏車的輪胎一樣。

也就是說，**膝蓋不是我們想像的那麼緊實的關節**。

年輕的時候，即使跳箱時用單腳起跳，或是從有點高的地方往下跳都很輕鬆，因為強健的肌肉和柔軟的韌帶都在保護著我們。

可是當年紀愈來愈大，膝蓋累積的壓力也就愈來愈多。

都說「膝蓋像炸彈」，一旦曾經扭傷、撞傷過，很多人都會忐忑不安，不知道往後的人生中何時會再痛起來。

膝蓋就是如此不穩定，又很容易累積壓力的部位。

膝蓋負責在地面與身體之間，透過伸直、彎曲關節來微調，既像是抱枕，又像是汽車避震器的作用，使關節減少摩擦，同時藉由肌力，巧妙地調整關節彎曲、伸直來吸收壓力。

增強固定力就不會痛

「經年累月的劣化」無從避免，年紀愈大，肌力就愈弱。

那麼體重呢？

令人意外的是，成年之後其實不太會改變，增加的人比較多。

肌力變弱體重卻增加，無法支撐身體的重量，很多人會擔心突然腳沒力，所以選擇「伸直膝蓋鎖死」的方法。

膝蓋的確有「鎖死」的功能，上體育課時常做的「休息的姿勢」，這時軸心就在腳上。「直挺挺」伸直就像固定住一樣，這個鎖死的功能有很高的穩定性。

但是，不太會使用到肌肉。

因為不太用，反而給韌帶、半月板等帶來很大的負擔。等關節產生疼痛，肌肉衰弱，就變成無法解除鎖死的狀態了。

因此透過穿上護具，可補足已經衰弱的肌肉。

有的護具有點緊、有的鬆一點，都是以適當的力道補強讓膝蓋不彎曲，不鎖死膝蓋走路，就能接近理想的走路姿勢。

腳已經開始痛了之後才穿護具也有效，**可以讓膝蓋不會痛**。

棒球選手們受傷之後再回到球場上時，也會帶著護具，即使已經痊癒，萬一再突然使力也有可能再次受傷，所以用護具稍微補足固定的力量。尤其推薦給覺得自己變重了的人，或覺得肌力衰退的人使用。

使用一般護具就可以

使用護具之後肌肉會弱化？不會的。藉由壓迫給肌肉帶來壓力，也多少可以

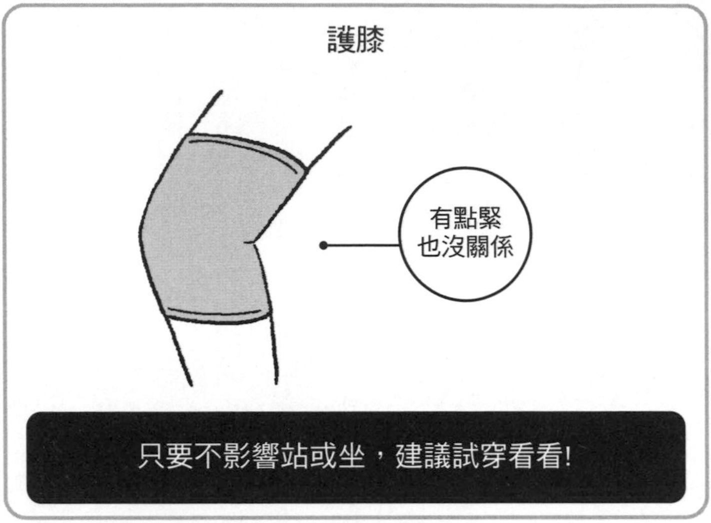
護膝
有點緊
也沒關係
只要不影響站或坐，建議試穿看看!

幫助肌肉收縮，所以沒問題。

不如說，**如果穿上護具就不會痛、比較容易運動，也可以確實強化肌力。**

本來會痛，穿上之後就不痛的人，請設定適當的運動量，在不會痛的範圍裡，一點一點來。

穿著護具運動，等待肌力一點一點回復，接著增加步行的距離，應該會非常有感。

而且，即使如此也不見得要拿掉護具。如果穿著覺得安心，就繼續穿著，當然，如果不擔心會痛，不使用也可以。

「膝蓋好痛不想走路」，有許多人因此不願意走路，肌力愈來愈差，到最後就無法走路。為了擺脫這樣的惡性循環，請務必試著使用護具。

也可以使用一般護具，最近可以看見許多店裡擺有樣品，重點是要試穿試戴一次看看。

如果覺得緊，因為固定效果很好，對體重比較重，膝蓋又會疼痛的人是較有助益的。

另一方面，因為膝蓋會變得不太容易彎曲，請務必試著確認一下會不會影響站起、坐下。

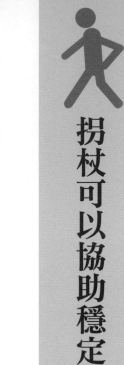

拐杖可以協助穩定

拐杖主要有三種

大家是否記得小時候曾聽過的猜謎謎題？

「一開始是四隻腳，之後變成兩隻腳，最後變成三隻腳的是什麼？」

答案是「人」。剛開始是四隻腳，可以想像那是幼童搖搖晃晃學走路的樣子，然後兩隻腳的是一般人的走法，最後是三隻腳，指的就是柱著「拐杖」的老人。印象中老人就是柱著拐杖，所以很多人對拐杖沒什麼好感。

但是最近**登山用的枴杖很常見**，因而改變了既定印象。

和一般拐杖不一樣的是，抓握方式很像滑雪杖，抓握的位置也是在胸口或肚子前方，這類拐杖很多都是用雙手抓握，很像健走，所以或許讓人沒那麼抗拒。

相反的，一般「拐杖」抓握的部分通常都是T字型或L字型，所以也叫**T字杖**或L字杖。

這拐杖不是醫療用的，但在醫療中，可作為「不會讓人跌倒的拐杖」，所以推薦大家使用。比起登山杖，其目的是輔助身體機能。

能夠減輕體重的十%至十五%。

對於一落腳就感覺膝蓋或腰會痛的人，想要調整體重或使力方式時，一般拐杖非常方便。在醫療界中，有時候也會用到雙手並用的拐杖。

還有像「腋下拐杖」的步行輔助器。

拐杖的種類

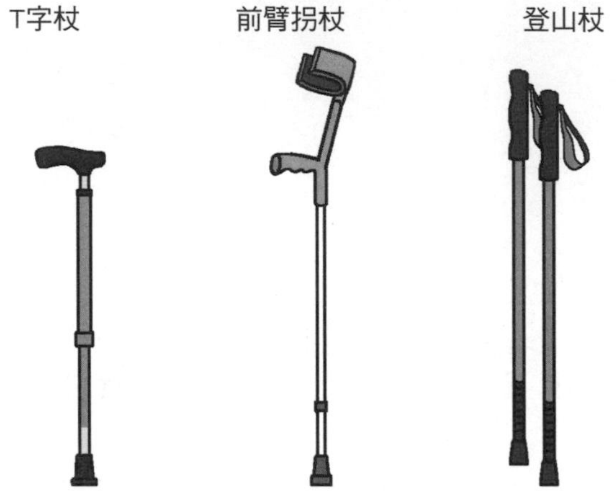

步行輔助器在正式分類上和拐杖不一樣。拐杖是用手和地面之間的兩個點來支撐身體，相對於此，步行輔助器則在腋下或前臂再增加一個支撐點。

大家應該都知道「三點固定」的原理。兩點會搖晃不穩，相對的，再加上一點成為三點則穩定多了。

大家如果能想起中小學做倒立時，為避免搖晃，會再加上頭，成為「三點倒立」，就能理解了。

三點固定時，就能消除不穩定

的狀態。

當然，力道必須要平均分散在這三點上面，將T字杖原本能減輕十%左右的負擔提高到五十%左右。

是體重過重導致膝蓋疼痛？還是走路的時候會痛？是哪裡？什麼時候會痛等，最好是交給專業人士判斷，所以要如何利用步行輔助器協助復健，請和復健科醫師或物理治療師好好確認。

如果怕跌倒，可以一直使用拐杖

登山用手杖的主要功能，是協助減輕身體疲勞或讓人以固定的速度登山、行走，不太有支撐身體重量的作用。

因為雙手都握著登山杖，比起只有用雙腳支撐，等於有四隻腳，很接近前面所寫謎語中「剛開始的時候四隻腳」，具有更高的穩定度。

相對的，T字杖是單支，比起用雙腳行走，只是稍微擴展了有助於支撐的面積。

所以到底要選擇支撐面積比較大的四個點，還是能稍微支撐體重，又能穩定行走的T字杖，可以依不穩定的狀態或疼痛程度做調整。

說到要鍛鍊身體，當然最好不要使用拐杖。不過如果真的很怕跌倒，建議最好一直使用拐杖比較好。

反過來，**為了不要使用拐杖，身體必須要有穩定性，也沒有疼痛的情況**。因此，就要做肌力訓練或平衡訓練，而且須稍微提高標準來做才行。

有時候，走一走就穩定了。

所以可以「會不會搖晃」、「痛不痛」等主觀意識進行調整。

在醫院裡會進行十四項具體的測試，看看患者是不是會有跌倒的危險？如果會擔心，請向復健科醫師或物理治療師諮詢。

多用銀髮推車積極外出

方便暫坐、放東西的推車

最近銀髮推車終於得到市民的肯定，使用者非常多。

銀髮推車有輪子，輕推就能前進。能協助步行，可說是最近輔助步行的進化設備。

再加上又有提供暫坐的椅面，椅面下也有收納購買物品的空間，完整考慮到生活動線、外出及購物的需求，所以市面上已有許多相關產品。

拿著購買的東西、很重的米或蔬菜走路很辛苦，天氣好的時候，推車可以取代手提包，希望大家外出購物時可以多多使用。

銀髮推車是用雙手推進，所以比起擺動雙手走動，運動量少了很多。

但是可以不用擔心會跌倒而害怕外出，因此希望大家都能好好利用銀髮推車，多多出門。

推車的穩定性比拐杖高

會使用銀髮推車的人，通常腰都有點彎，常常擔心可能會跌倒。

腰會彎，也就是「彎腰駝背」的姿勢，通常是高齡者的招牌姿勢。要說腰為什麼會彎？其中一個原因就是脊椎變形。

另外一個原因是無法支撐頭部重量，所以頭部會向前凸出、屁股會向後翹以維持身體的平衡。

不管哪一種，如果已經彎腰駝背了，不要想說能隨即不用銀髮推車，最好還

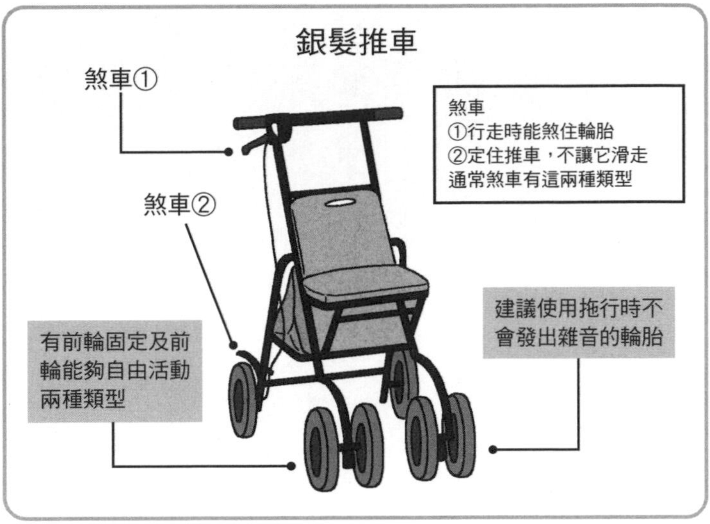
銀髮推車
煞車①
煞車
①行走時能煞住輪胎
②定住推車，不讓它滑走
通常煞車有這兩種類型
煞車②
建議使用拖行時不會發出雜音的輪胎
有前輪固定及前輪能夠自由活動兩種類型

是當成有效率地購物或外出的必備用具。

照自己的走法就好，有些推車有煞車或輪胎擋片，也有人覺得反而不好用。

若是「想用扶手」，或覺得「銀髮推車很輕鬆」，就該積極使用。

我常常聽曾經在醫院進行復健治療出院後的患者說：「醫院的地面平坦，大家也會把自己當患者看待，但是一去到外面，路面凹凸不平，人又多，好可怕。」

所以銀髮推車也是提醒別人注意到自己的很好的輔助器材。當然拐杖也有同樣的效果，但與其勉強使用拐杖擔心搖晃不穩，不如使用隨時都可以休息的銀髮推車外出。

在自己家裡，則有效使用扶手或拐杖來移動就好了。

在家裡練習重獲步行平衡感

「Balance」是穩定、平衡的意思，根據實證，能透過練習而鍛鍊出來。重要的是要在家裡持續不間斷地一點一點練習。

比方說，可以用雙腳站立，卻無法用單腳站立的人，建議可以先扶著扶手等穩固的東西，**練習用單腳站立**。

厚生勞動省曾經提出一個平均值，**八十歲世代單腳站立能夠維持三十秒**。而很多使用拐杖的人單腳站立僅能維持一、二秒而已。

還有，在走路練習的部分，建議可以抓著扶手**橫著走**。和往前走不一樣，腳往旁邊踏出的練習，是不小心快失去平衡時，腳容易往旁跨出的最佳練習，也能提高肌肉活動，最重要的是，對於平常不太橫著走的世代來說，是很好的刺激。

Tandem Walking，又叫做「串接行走」，這個方法也有效果。

就像踩鋼絲一樣，一隻腳的前端接上另外一隻腳的腳跟，不斷重複。是一種在一條線上保持平衡步走的練習。藉由故意縮小步伐行走，激化出身體穩定功能的最大極限。進行時請抓著扶手，注意不要跌倒。

可以考慮不再使用銀髮推車

不想使用銀髮推車的人，可以透過適合的運動，慢慢地求進步之後再說。

前面也提到，會使用銀髮推車的人，大多是彎腰駝背或走路時平衡感不好的人。

會彎腰駝背是因為支撐脊椎的「豎脊肌群」這些包圍在脊椎旁邊、保持直立姿勢的肌肉群衰退的緣故。

當然，也有人是全身無力，變得難以支撐頭部的重量。所以若練習保持姿勢，背脊就會挺直。

水中因為有浮力，所以不太會感覺到重量的存在，再加上水壓會給全身肌肉帶來適度的壓力，只要好好利用水的阻力走路，也能夠用到很多肌力，又不需要擔心會跌倒，所以非常推薦在水中步行。

關於水中步行的部分，我們在下一章節再詳細說明。

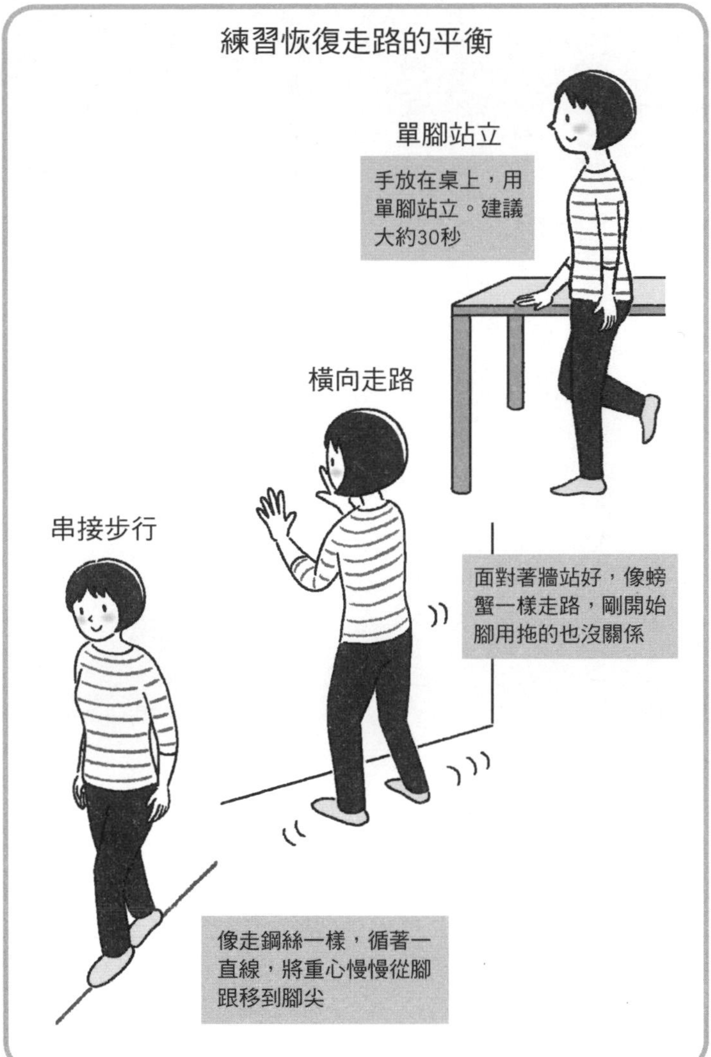
練習恢復走路的平衡
單腳站立
手放在桌上，用單腳站立。建議大約30秒
橫向走路
面對著牆站好，像螃蟹一樣走路，剛開始腳用拖的也沒關係
串接步行
像走鋼絲一樣，循著一直線，將重心慢慢從腳跟移到腳尖

極力推薦水中步行

不游泳光走路也能全身運動

說起游泳，就會想到要去游泳池。

但是去游泳池，並不一定要游泳。

光是在水中走路，就比在路上行走的效果更好。

在市民游泳池裡設有水中步行專用路線，不僅高齡者，年輕人也很常走。

有些人會因為去游泳池還要換泳衣而不想去，但是水中步行的效果真的非常好，我來介紹一下。

水中的好處

浮力
減少關節的負擔，
很重的腳也能輕鬆舉起

水壓
血管受到刺激，
血流變順暢，
活化心肺功能

水溫
水溫比體溫低，
為了提高體溫，
新陳代謝會變得活躍

阻力
水的黏著性使得即使進
行和在陸地上相同的動作，
運動強度也會提高

首先，**在水中走路有水的阻力，光是向前走就會用到小腿和體幹的肌肉，要撥水前進就會動到胸前及上肢的肌肉，**比起在空氣中行走，水的阻力更強，是很有效的運動，當然要游泳也可以。

游泳更是全身的運動。為了不下沉往前進，為了要呼吸，我們會做出各種動作，在水面上嘩啦拍水。這就是最好的全身運動。

為了不溺水，請使勁拍打水

面吧。不需要勉強游自由式、蛙式，用浮板或腳打水，也能夠充分使用到下肢及體幹的肌肉。

浮力如同阿基米得原理所說，是作用於水面的力量，也就是浮在水上。**浮力能減輕關節所受到的負擔，因此能輕鬆舉起很重的腳。**

在平地，常常有人會因為舉起腳失去平衡而向後跌倒。在水中就不會。加上浮力的影響，關節受到的壓力減少，本來股關節、膝蓋關節或是腰會痛的人，很多時候在水中就不痛了。

藉由浮力輕鬆抬腳，透過水壓促進血液循環

只要在水中就有水壓。

水壓會因水的深度而改變，**只要進入水中，身體就會接受到來自四面八方均**

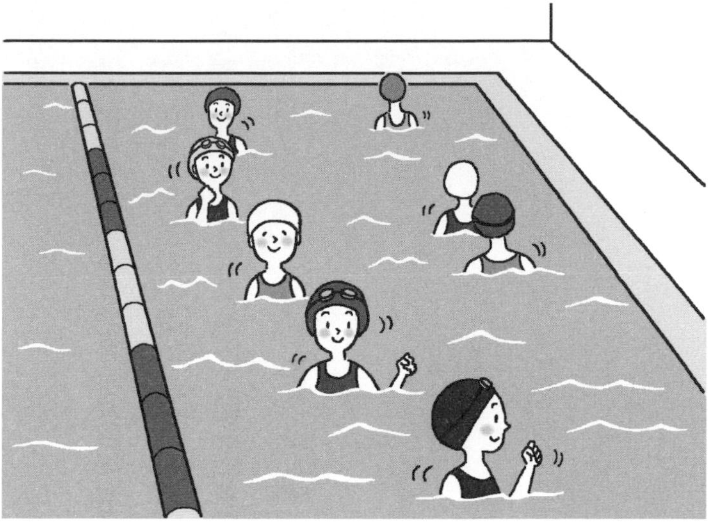

等的壓力，體內的血管及肌肉會受到刺激，使得血流順暢，血液循環改善。

但是也因為水壓的關係，回到心臟的血液變多，心跳次數會比在陸地上時減少十%左右。

另外，肺臟也會受水壓影響而變小，使得呼吸變快，呼吸功能變好。有心臟疾病的人，建議在進行水中運動前要先諮詢過醫生。

在水中走路非常累，一個小時就很夠了。夏天在水中也不用擔心流汗的問題。可以走比想像中更久，非常有效率。一週走一至二次就足夠了，下水前記得要做好暖身運動再走。

直走往返兩次之後稍事休息，然後再重複。

等稍微進步些了，可以應用其他的步行方式，如橫著走、走路時腳舉高，或是大步走。在水中因為有浮力，**動作稍微誇張一點也不會跌倒，身體也比較容易擺動**。

擴展關節「可動區」的簡單伸展

關節可動區變窄，會改變步行姿態？

在本章的最後，我們來說說「伸展」。

伸展是在進行各種熱身、體操、收音機體操時常會做的一個環節。

身體會因為運動出力，而使肌肉收縮。肌肉收縮會使肌肉變短，所以相對的，伸展就是要「把筋拉開」。

將筋伸展到最大限度，當肌肉收縮就是最容易出力的狀態。因此運動前建議大家要做內含許多伸展動作的熱身操。

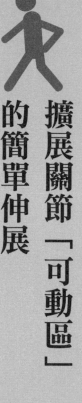

透過伸展進行有效的步行方式時，效果會加倍顯著。

透過伸展，拉大「關節可動區」非常重要。標準大概是一般人關節可動區的最大值。

比方說手肘伸直向前伸，一直上舉到頭上的運動稱作「肩關節屈曲」。這個標準就是一百八十度，也就是將手伸直高舉過頭的姿勢。

另外，在進行某種動作時會動到的關節可動區。

比方說走路時，膝關節要從零度彎曲到八十五度。如果做不到，走路時可能就會有拖著腳繞圈走，或歪著身體等「代償動作」。

如果感覺到關節的可動性變得狹小，建議在開始走路之前要先拉筋伸展。

身體標準關節可動區範例

部位	動作	角度	
肩膀	手臂上舉	180°	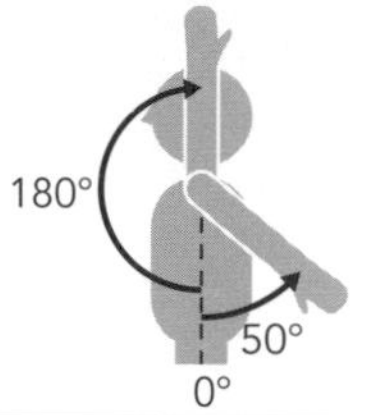
	手向後擺	50°	
頸部	向前傾	60°	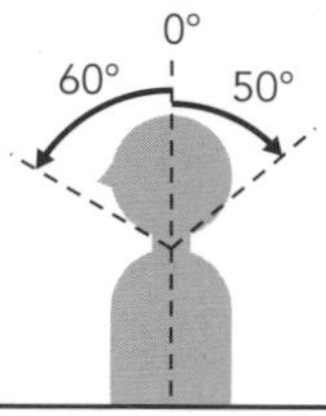
	向後傾	50°	
	橫向擺	左右都是50°	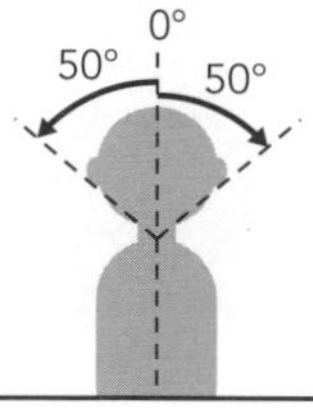
胸	坐姿，腰部固定轉動上半身	左右都是40°	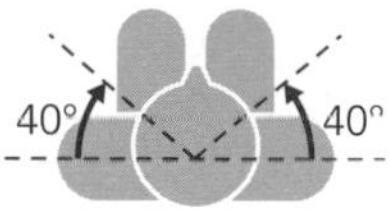

出處：日本骨科學會、日本復健醫學會(1995年)資料
「關節可動區及測試方法」重編

肩膀的伸展

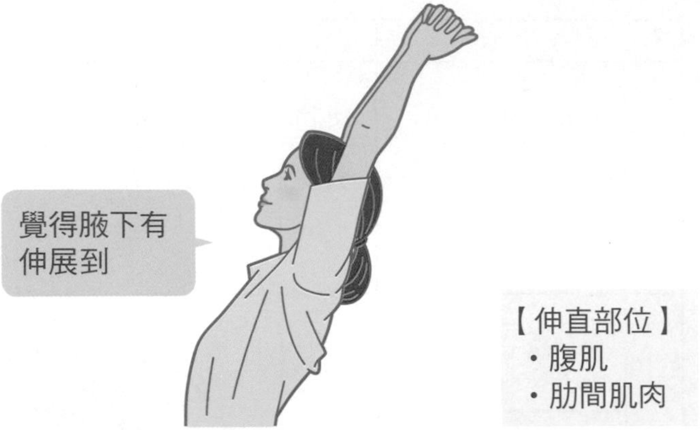
覺得腋下有
伸展到
【伸直部位】
・腹肌
・肋間肌肉

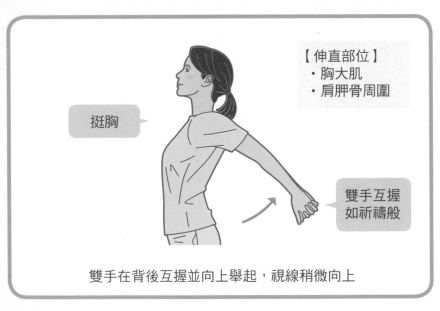

雙手互握向後傾。如挺胸一般，視線略為朝上

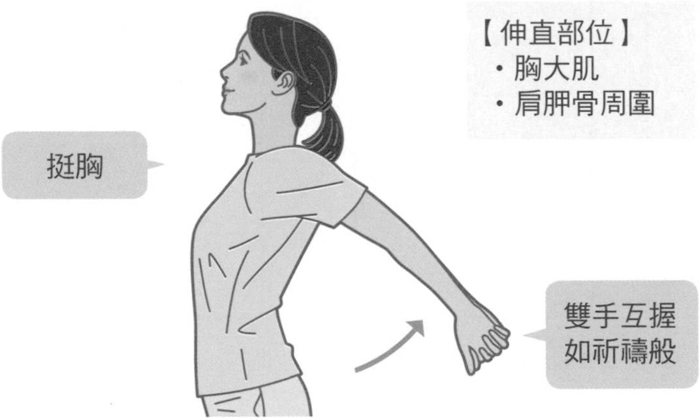

雙手在背後互握並向上舉起，視線稍微向上

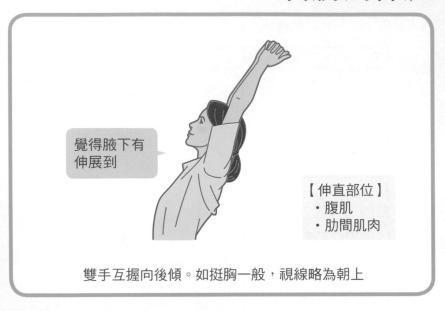

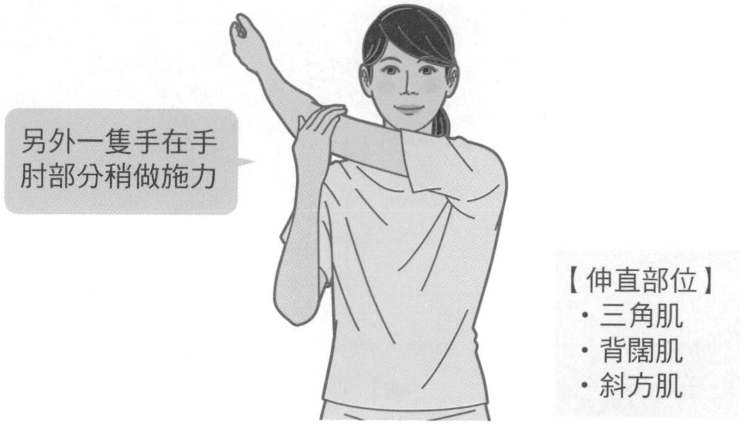
另外一隻手在手肘部分稍做施力
【伸直部位】
・三角肌
・背闊肌
・斜方肌

單手將一隻手帶往身體方向，同時施力壓

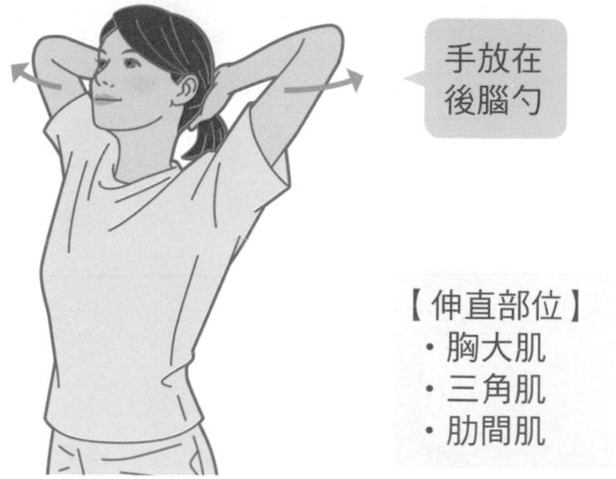
手放在後腦勺
【伸直部位】
・胸大肌
・三角肌
・肋間肌

雙手置於後腦勺，挺胸、手肘向後拉

體幹的伸展

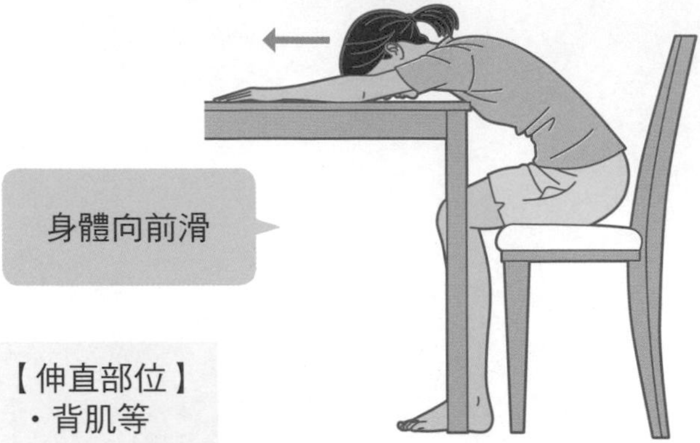

【伸直部位】
・背肌等

坐在椅子上，手放桌上，雙手伸直身體向前滑，趴在桌上

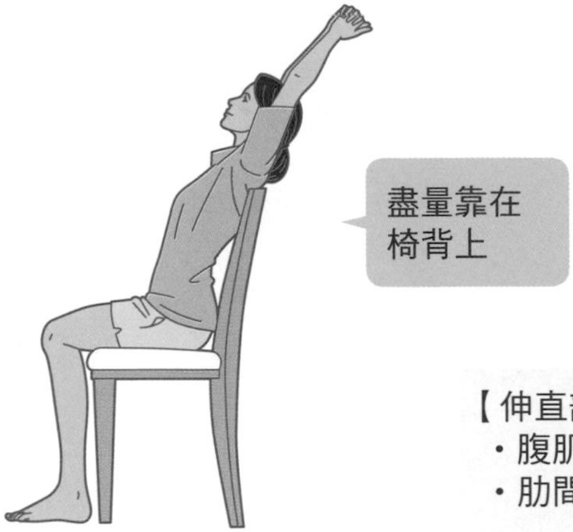

【伸直部位】
・腹肌
・肋間肌等

雙手互握向後傾，挺胸。與頁 130 上圖動作相同

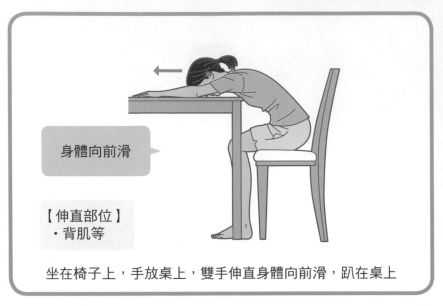

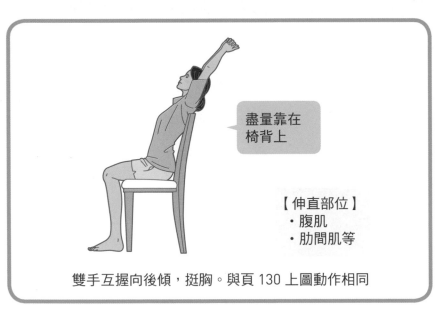

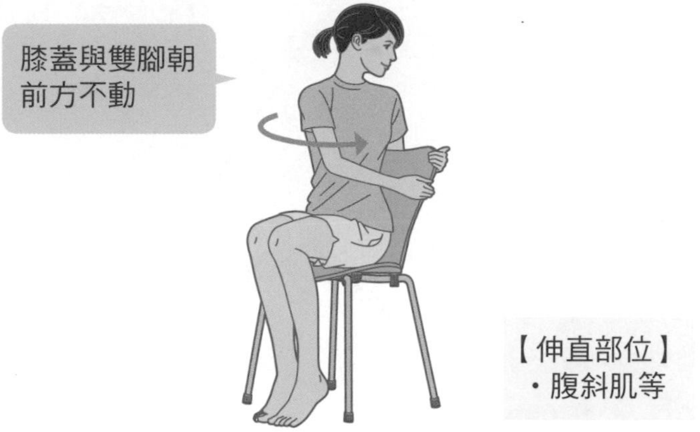

拉著椅背，上身盡量往後轉

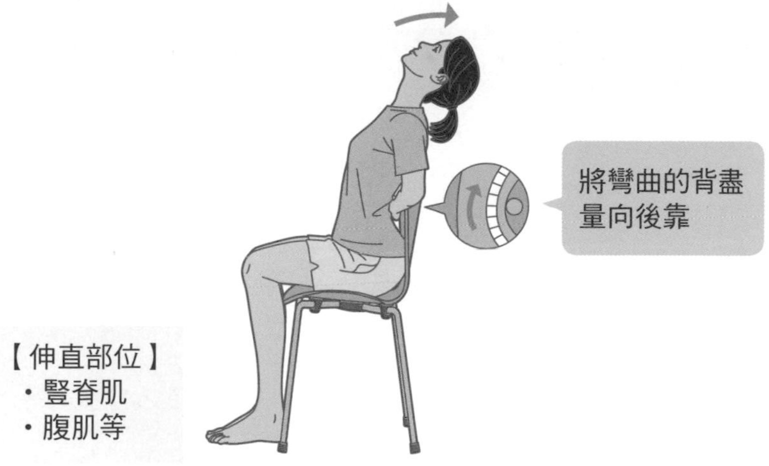

手向後伸至腰部，盡量貼近椅背

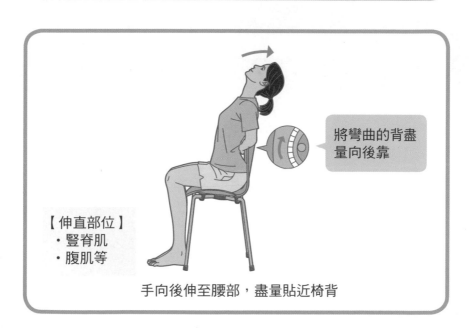

大腿的伸展

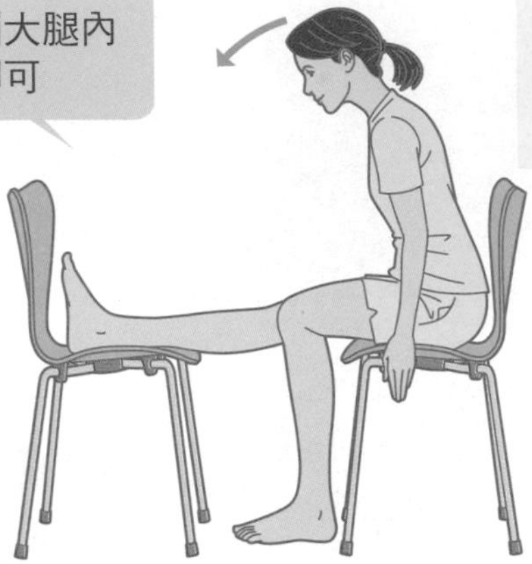

【伸直部位】
- 大腿後肌
- 背肌等

坐在椅子上，單腳放在另一張椅子上，身體前傾

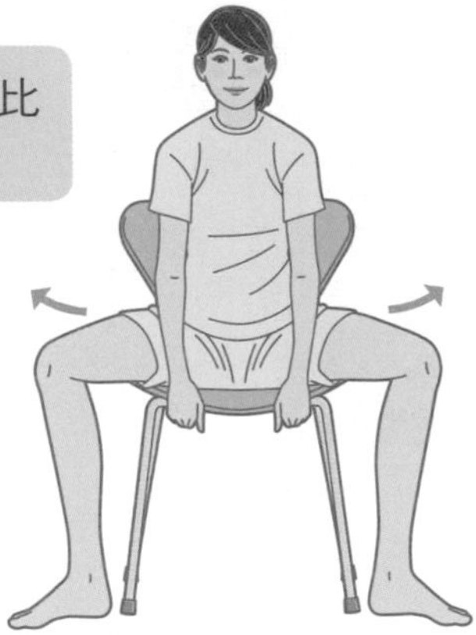

【伸直部位】
- 股關節
- 大腿內收肌群等

坐在椅子上，雙腳向外展開，手壓大腿內側

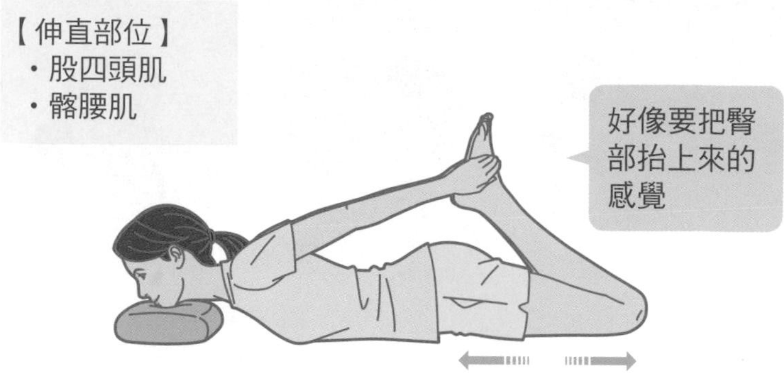

好像要把臀部抬上來的感覺

雙手抓住腳踝，盡量往臀部拉

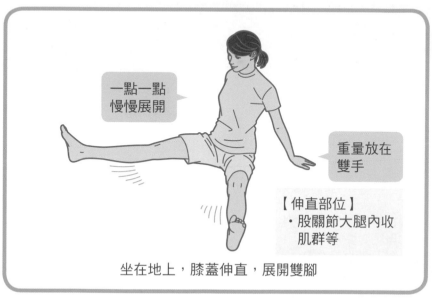

一點一點慢慢展開
重量放在雙手

坐在地上，膝蓋伸直，展開雙腳

頸部的伸展

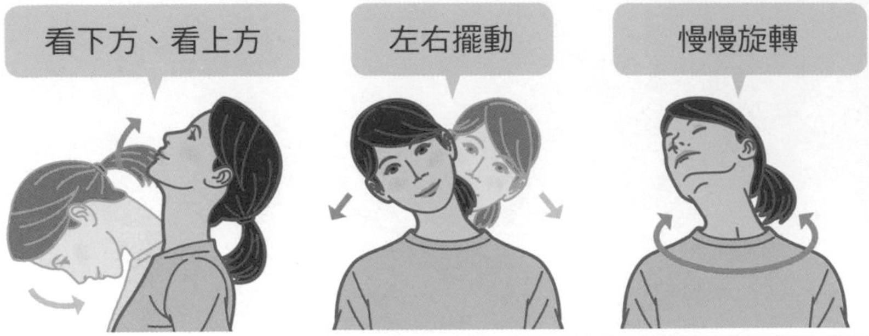

【伸直部位】
・頸部附近的肌肉群等

頭部向前後擺動，左右擺動，然後旋轉一次

小腿的伸展

【伸直部位】
・小腿三頭肌等

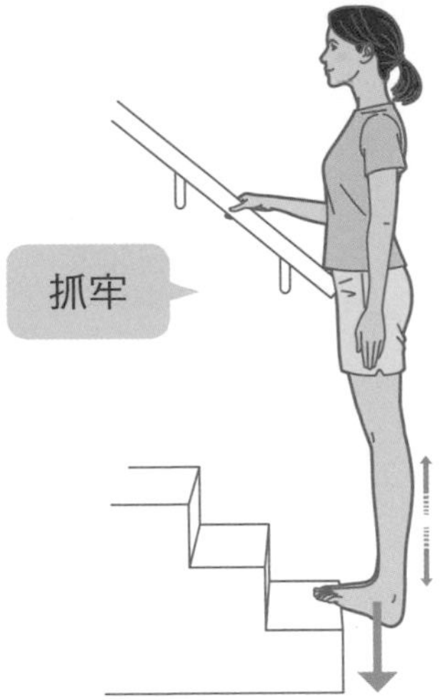

在樓梯等有高低差的地方
用腳尖站立，
利用重力就能自然伸展

第 4 章

打造能持續健康走路的身體

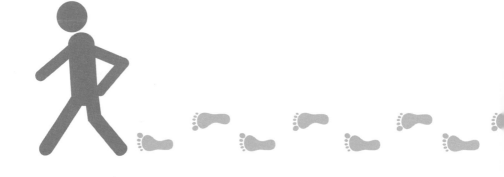

「走路」成習慣後，可以開始培養「肌肉訓練」的習慣

不要讓「支撐身體的肌肉」衰老

如果已經確實在生活中養成「走路」的習慣，那麼再進一步，希望大家能夠加入一些「肌肉訓練」。

雖說是「肌肉訓練」，其實也沒有那麼辛苦。主要是讓生活所需的肌肉不要衰退的運動而已。

雖然不需要達到肌肉強健的高標，但是我們的身體都是由肌肉支撐，**用手提東西也是肌肉的功能。**

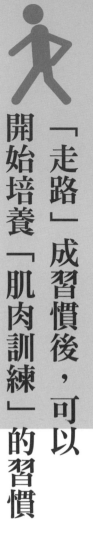

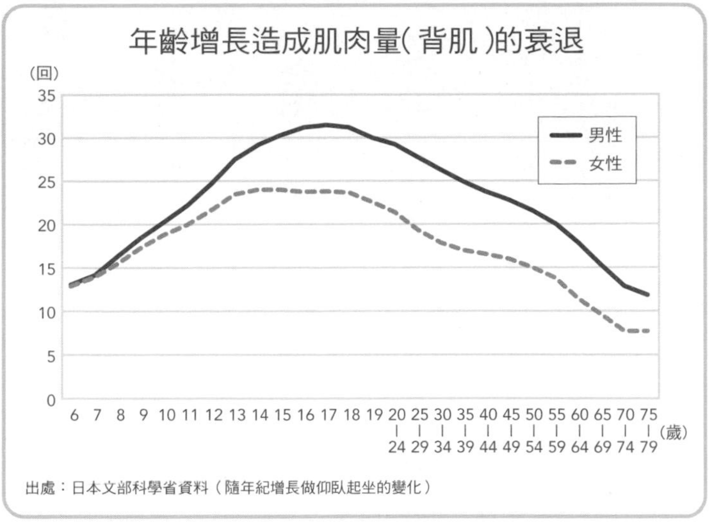

出處：日本文部科學省資料（隨年紀增長做仰臥起坐的變化）

年齡愈大，這些「支撐身體的肌肉」會開始衰退，本來做得到的事情，慢慢就力不從心，最糟的就是臥床不起了。

二十歲之前，肌力一般會不斷成長，之後成長趨緩，再之後就停止持平，到了四十歲左右則慢慢走下坡。

剛開始真的非常緩慢，但是到了五、六十歲時，衰退的情況就變得非常快，因為**三十歲前後就「停止生長」**了。不再繼續製造骨骼，也停止製造血液，沒有新的血液，於是漸漸變成吃老本過日子的狀況。

這種因為年齡增長而衰退的情況，任誰都無法避免。

但是，將衰退控制在最小範圍，則是靠努力就還有機會改善。

讓肌肉收縮，也就是施加些壓力可讓肌肉壯一點。肌肉的纖維量是不變的，不會再增加了，所以鍛鍊肌肉纖維讓它變粗，才能使出更大的力量。

讓肌肉收縮一百次，就能確實感覺到成果。

讓人能持續健康走路的四個肌肉

本章特別針對讓人能一直健康走路的肌肉來介紹簡單的肌肉訓練。

走路需要的肌肉主要是以下四個；

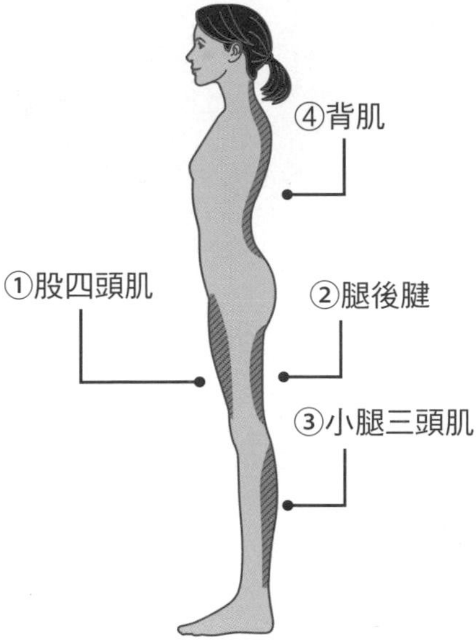

①股四頭肌（大腿前側）
②腿後腱
③小腿三頭肌（小腿）
④背肌

當然，身體的肌肉都很重要，不過只要先好好鍛鍊這四個肌肉，就能每天健康走路。

透過走路，能夠自然使用並訓練到這些肌肉群，不過最好是針對性地好好鍛鍊。

同時進行本章所提到的肌肉訓練，走路會更輕鬆順暢。

以下將介紹的肌肉訓練各分為三種程度。

首先先從一星級的開始，如果覺得還算輕鬆，請再進階到下一個階段。即使是三星級的，做一次也不會特別累，重點是做的**次數**。

次數愈多，負擔加重會比較累，所以一開始不要認真過頭，量力而為，等習慣之後再慢慢增加次數就好。

強化「股四頭肌」的微肌力訓練

大腿前側、伸直膝蓋的肌肉

股四頭肌是負責起立、坐下的主要動作肌肉，是伸直膝蓋的肌肉。

指的是「大腿的四組肌肉」。

「股」是指大腿，「四頭」則感覺很像蛇，但其實是肌肉膨脹的部分，所以稱為「頭」。股直肌、股外側肌、股內側肌和股中間肌，統稱為股四頭肌。

在醫療現場簡稱為「Quads」，是取自英文Quadriceps femoris muscle第一個字的前面幾個字母。

「Quads」是我們**起立坐下，在生活裡使用非常頻繁的主要動作肌肉**。很多人會感到入浴或上廁所不太方便，就和這些肌肉有密切的關係。

要說膝蓋伸展運動是所有運動裡最重要的也不為過。不論是深蹲、踢球，總之只要做這類運動，都需要用到這些肌肉。

「Quads」愈強，起立坐下的時候，就能減少彎腰或伸展的必要度，能減少腰痛，也是保護腰部非常重要的肌肉。「Quads」愈強走路速度愈快，走路姿勢也會變好。

「Quads」讓我們站著的時候不會忽然軟腳。所以我們要強化光是站起來或站著時所需要的肌肉，以及能維持穩定的肌肉。

「Quads」同時也有雙關節肌的功能，雖然是伸展關節的肌肉，但是因為有橫跨股關節，其附著的部分對股關節伸屈也有一定的作用。

股四頭肌（大腿）

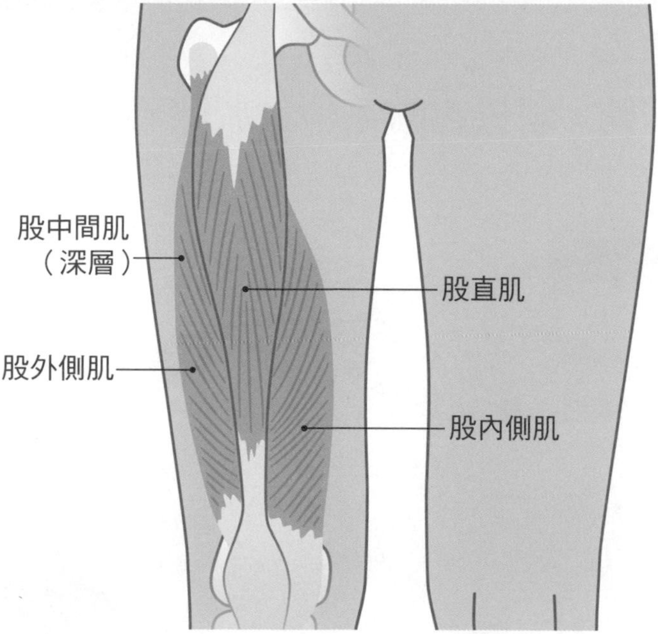

（身體正面圖）

功能　伸展膝蓋（膝關節伸展）

具體動作　起立 / 踢球

程度 ▶ ★☆☆

躺著做抬腳運動①

1 仰躺，將捲起的毛巾置於膝蓋下方

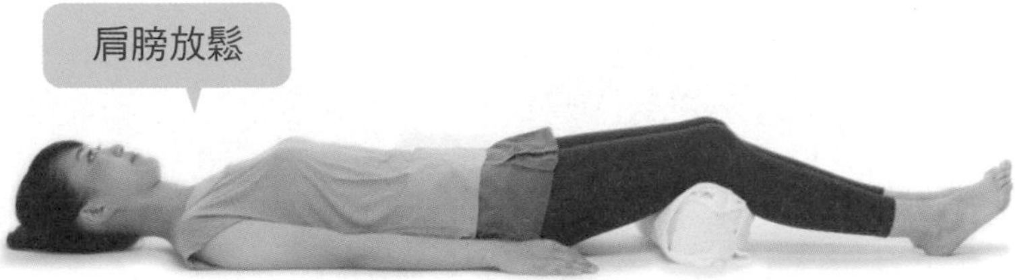

2 腳施力下壓毛巾

10次 ×3組

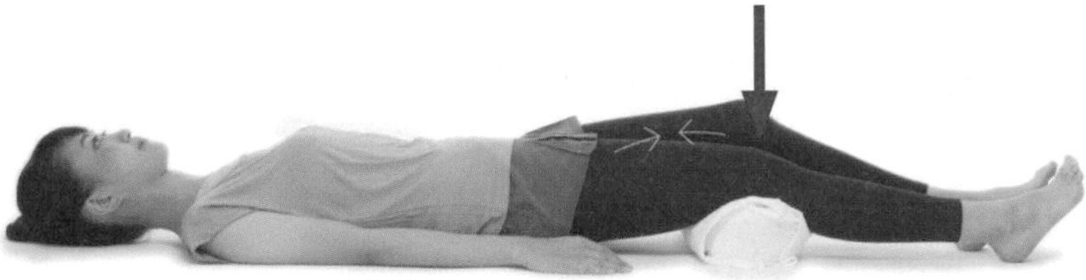

感覺要將毛巾壓碎，特別能鍛鍊到股內側肌

※ ◀ 身體動作方向 ——→ ←—— 肌肉收縮方向

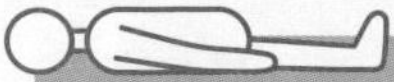

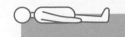

程度 ▶ ★☆☆

躺著做抬腳運動②

1 仰躺，將捲起的毛巾置於膝蓋下方（同右頁圖 1）

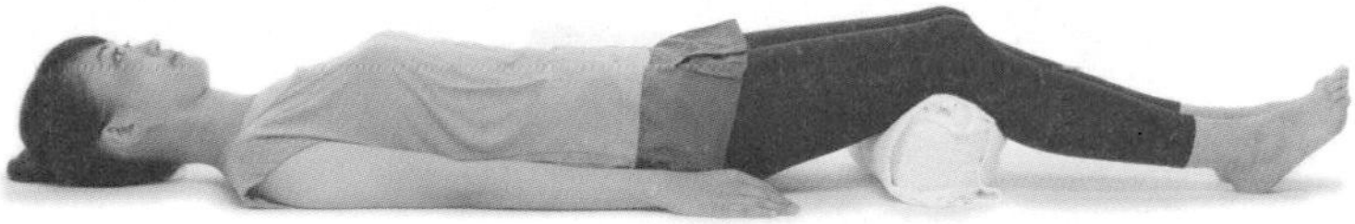

2 雙腳交互抬起

10 次
×3 組

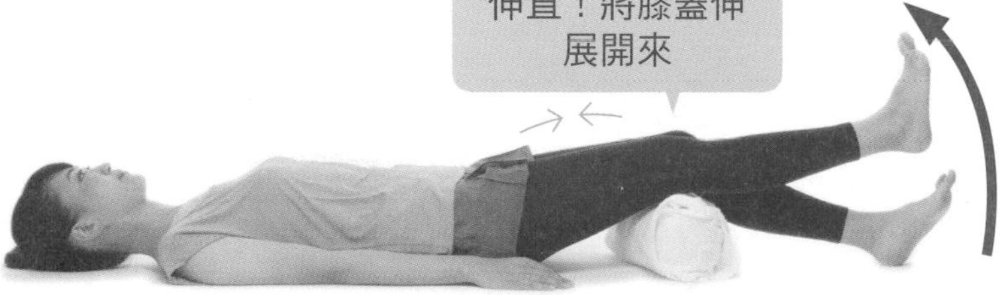

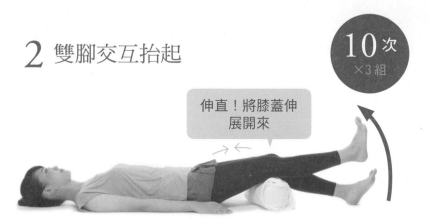

也可以將枕頭當成支撐點以抬腳

※ 關節伸展會痛的人建議做右頁的練習。

程度 ▸ ★★☆

坐著做抬腳運動

1 坐在椅子上

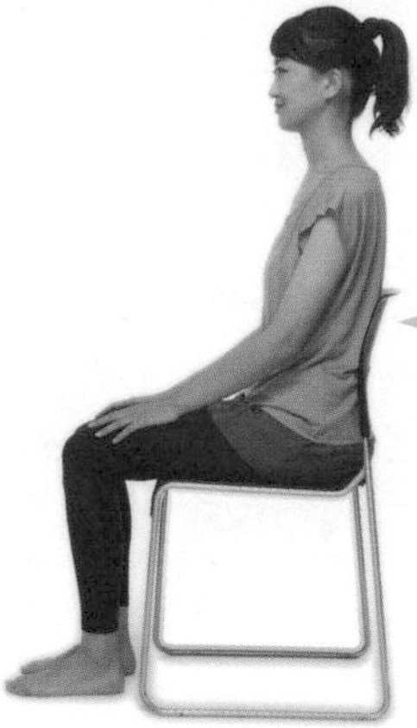

靠著椅背也
沒關係

手放在大腿上，確認肌肉的收縮

2 雙腳交互抬起

10次
×3組

伸直膝蓋

腳踝伸直或彎
曲都可以

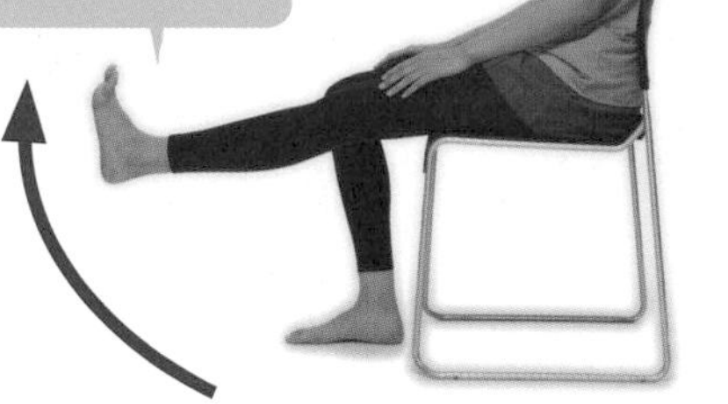

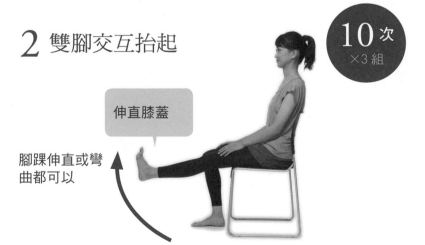

保持 5 秒不讓腳掉下來

程度 ▶ ★★★

扶著矮櫃做深蹲運動

1 站立，手放在櫃子上

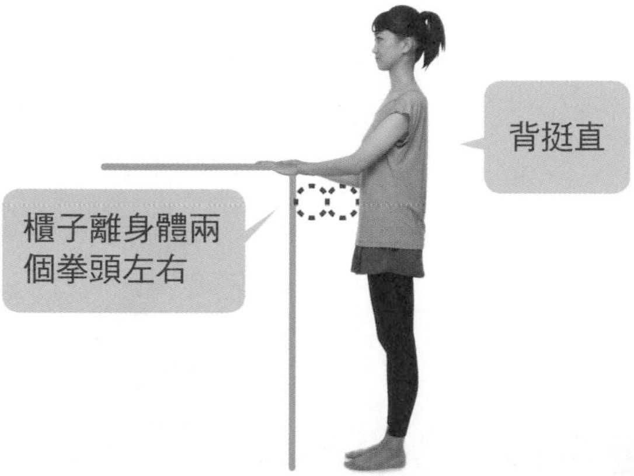
背挺直
櫃子離身體兩個拳頭左右

2 手放櫃子上，彎曲膝蓋

10次
×3組

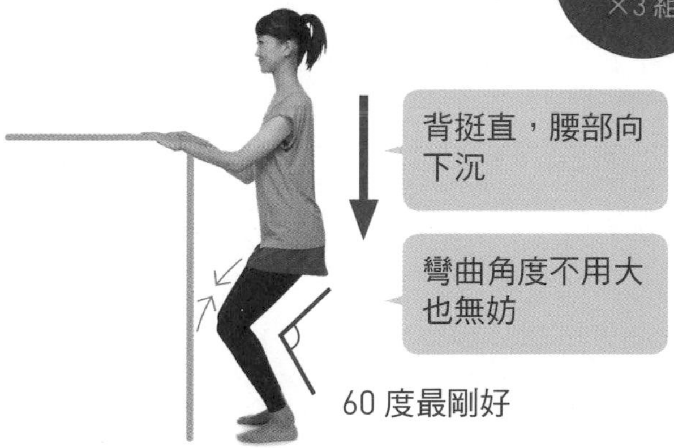
背挺直，腰部向下沉
彎曲角度不用大也無妨
60 度最剛好

這個動作會讓腰部有些負擔，試著挺直背進行吧

程度 ▸ ★★★

使用椅子做起立運動

1 椅子不要坐滿

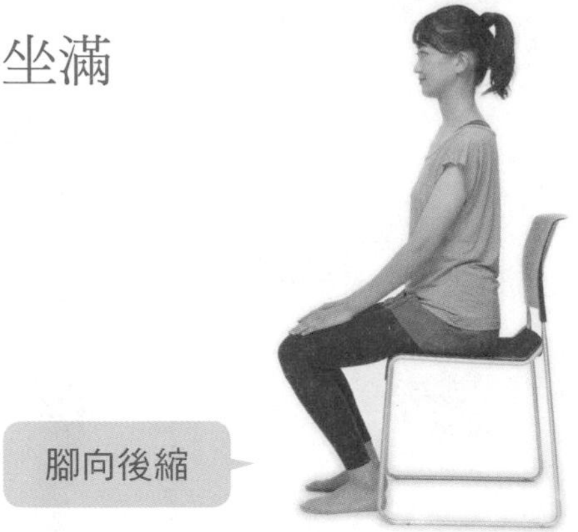

2 重複起立、坐下

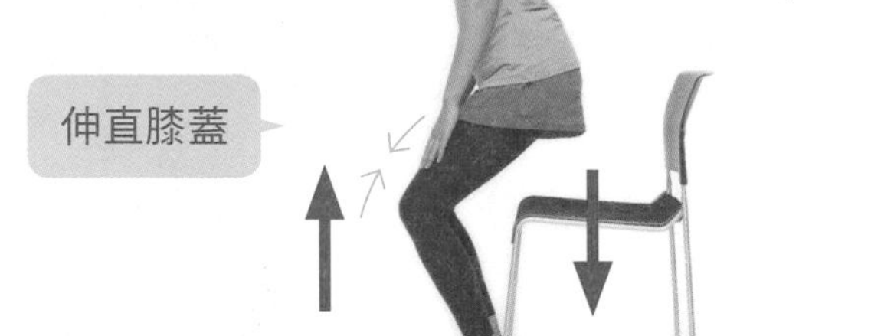

就像是向人「問候」的感覺，臀部稍微抬高

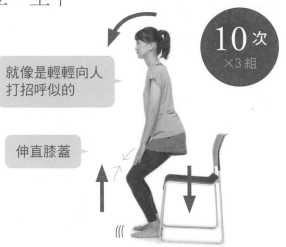

強化「腿後腱」的微肌力訓練

大腿內側踩剎車的肌肉

腿後腱是我們行走時幫身體踩剎車的肌肉。

大腿內側主要的功能是負責彎曲膝蓋。走路時，腳要著地前肌肉會收縮，讓股四頭肌能夠發揮緩衝功能，而先行踩煞車。

腿後腱如果不夠力，也會影響負責彎曲股四頭肌的功能，就有可能突然腳無力而跌倒。

腿後腱（hamstrings）由股二頭肌、半膜肌和半腱肌三種肌肉組成，藉由活化這些肌肉群，就能像小腿三頭肌一樣有改善循環的效果。

年紀大了會怎麼樣呢？是不是覺得好像很少趴著了。小孩子的時候常常滾來滾去，年輕時也會趴著看書。

但是年紀大了因為膝蓋會痛，站、坐都不太方便，漸漸的就不再趴著，因此趴著的動作也跟著退化了。

直立站著或狗爬式趴著時，會大幅用到腿後腱。膝蓋會痛的人，建議可以在膝蓋下墊著毛巾試試看。

用腳踝進行平衡調整時，會牽扯到大腿前後的肌肉群，因此主要都是股四頭肌和腿後腱在使力。

腿後腱

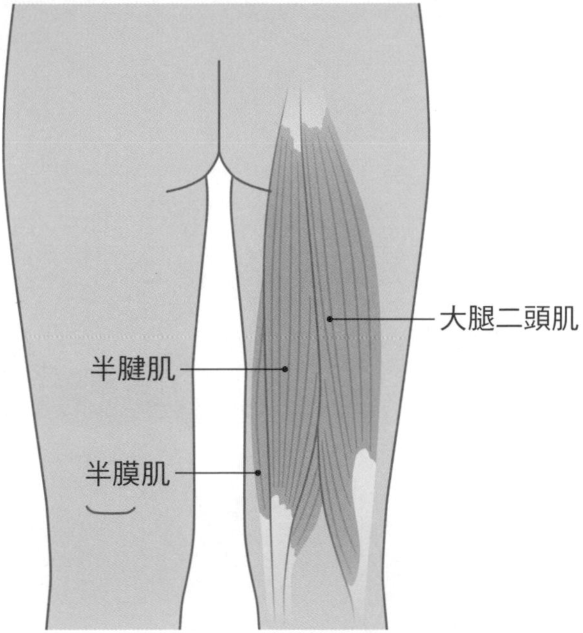

（身體後方圖）

功能　彎曲膝蓋

具體動作　維持膝蓋直立姿勢

程度 ▶ ★☆☆

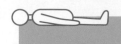

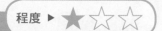

趴著做抬腳運動

1 趴著抬腳

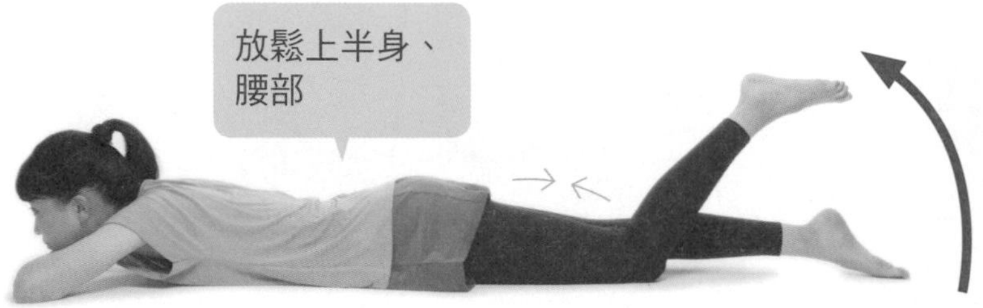

臀部不要抬起，只用大腿的力量抬腳

2 雙腳輪流垂直上抬

10次 ×3組

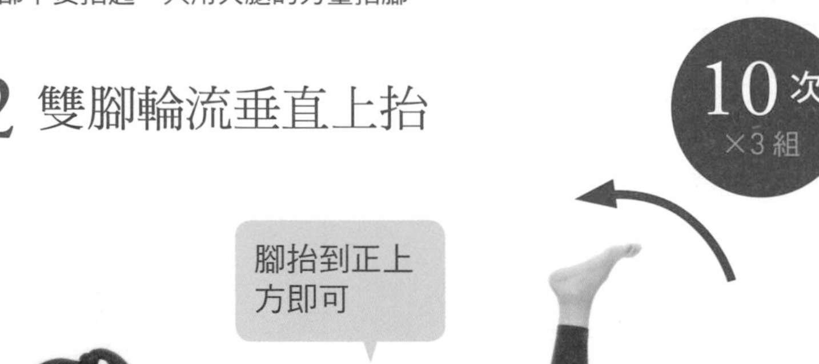

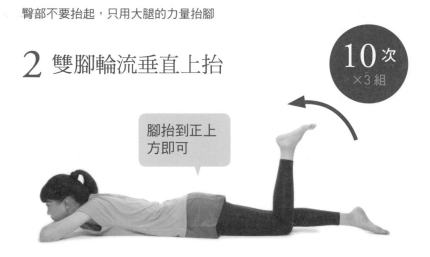

不用讓腳彎曲到接近臀部也可以

程度 ▶ ★★☆

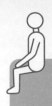

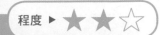

坐著做膝蓋彎曲運動

1 滑動腳底

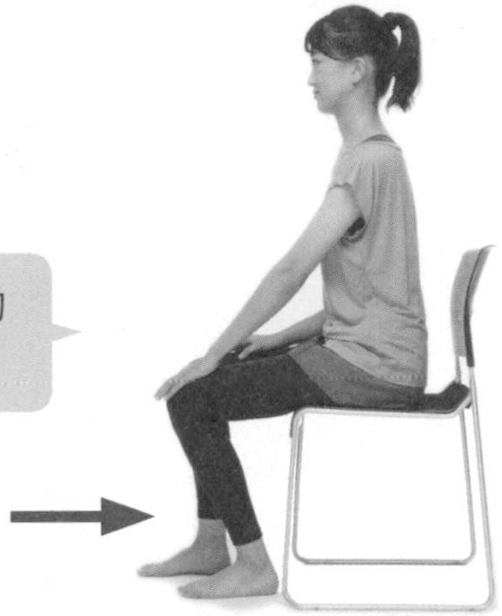

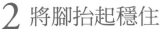

手放在膝蓋頭輕輕固定，不要讓膝蓋抖動

2 將腳抬起穩住

10次
×3組

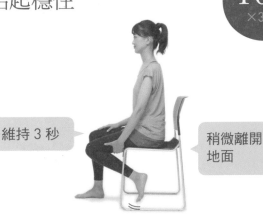

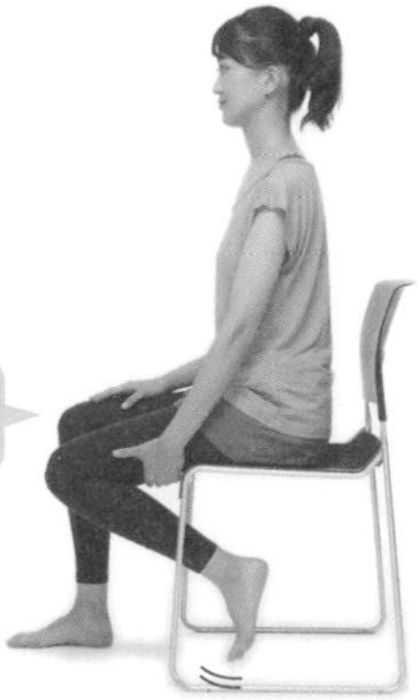

腳離開地面，腿後腱就會收縮

程度 ▶ ★★★

站著做提腳踝運動

1 站立，手放在櫃子上

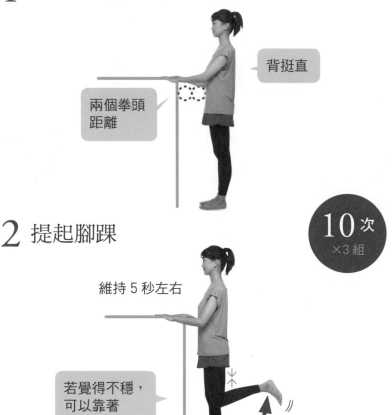

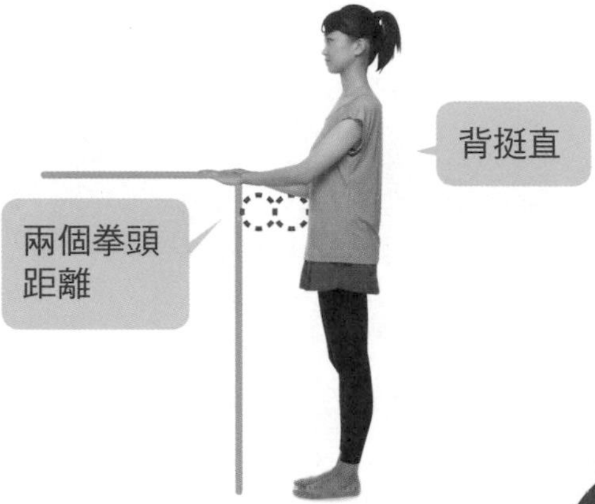

背挺直
兩個拳頭
距離

2 提起腳踝

10次
×3組

維持 5 秒左右
若覺得不穩，
可以靠著

注意膝蓋不要往前伸

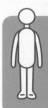

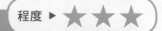

強化「小腿三頭肌」的微肌力訓練

小腿下壓腳尖的肌肉

小腿三頭肌是小腿的肌肉，是下壓腳尖時會用到的肌肉。

膝蓋以下、腳踝以上部分稱作「小腿」，就是那裡主要的三組肌肉。又出現了，三個頭，這是指腓腸肌內外側頭及比目魚肌統合起來的三個膨脹部分。

小腿三頭肌可以說是「第二個心臟」，透過小腿的收縮，有將血液送回心臟

及大腦的作用。

也就是幫浦的作用，和站著會暈眩或站不穩有很大的關係。

步行時，一隻腳離開地面向前推進，最後以腳尖著地，將身體往前帶，有讓步行順暢、強化平衡的作用。

有兩個膨脹部分的腓腸肌英文是「Gastrocnemius muscle」。所以在醫療現場我們稱作「Gastro」。之所以和比目魚肌有所區別，是因為和「Quads」相同，都是有雙關節肌的功能。雙關節肌指的就是橫跨兩個關節的肌肉配置。

大家比較熟知的是股四頭肌和腓腸肌。其他還有手臂上的肱二頭肌也是。它們都具有兩個功能，腳著地時，該肌肉的功能就會隨著改變。我們也會評估這個部分，來設計患者的訓練方式。

希望大家每天都能做提腳踝運動。即使是在電車裡或在等紅綠燈時，單只是站著的時候，就提一下腳踝吧。做個三十次也相當累，若不想被當作怪咖，只要輕輕提起來就好。

小腿三頭肌

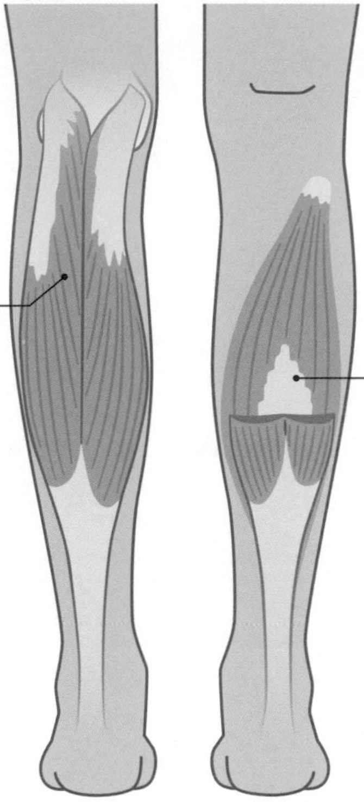

（身體後方圖）

功能	彎曲腳踝下壓腳板（足關節下壓）
具體動作	以腳尖站立、跳躍時的起跳

程度 ▶ ★☆☆

躺著做彎曲腳踝運動

1 仰躺

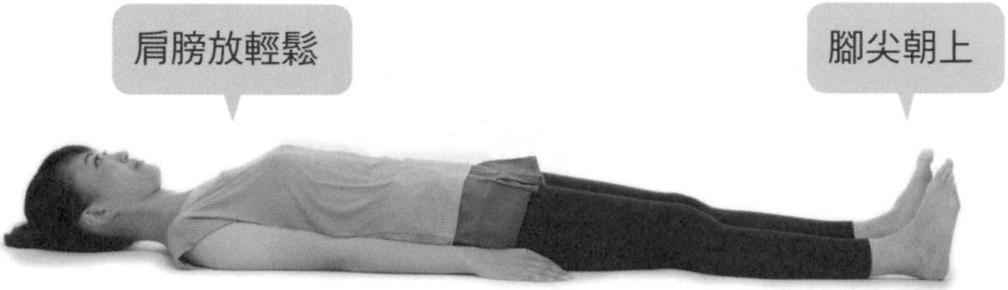

2 腳尖下壓

10次
×3組

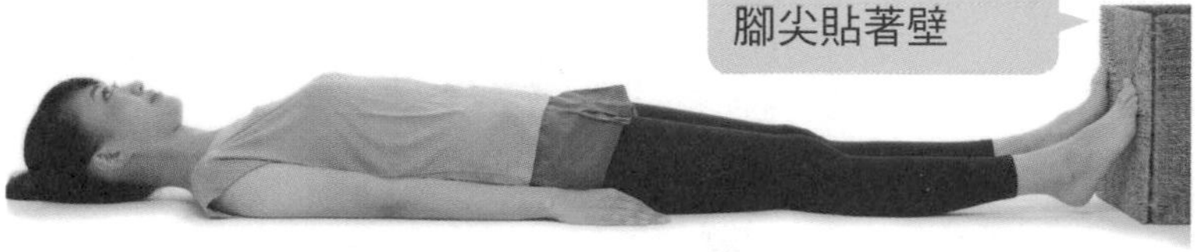

若選用牆壁或床架，下壓時身體盡量不要動

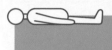

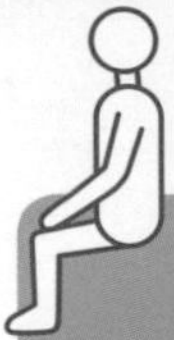

程度 ▶ ★☆☆

坐著做抬大腿運動

1 坐在椅子上

肩膀不出力，
放鬆

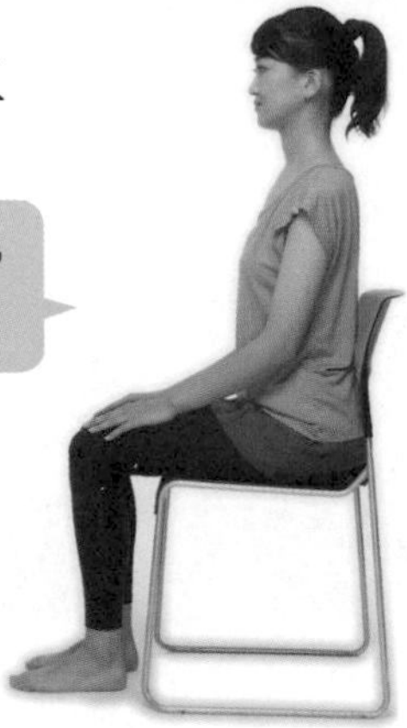

靠著椅背也
沒關係

2 抬起大腿數公分

10次
×3組

可以邊看電視邊做

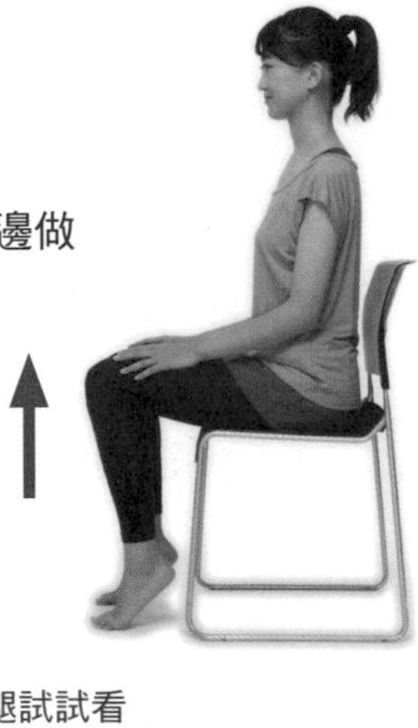

腳跟一定要
確實抬高

單以腳尖抬起大腿試試看

扶著矮櫃做深蹲運動

a 程度 ▶ ★★☆

b 程度 ▶ ★★★

a 手放在矮櫃上，挺直背

10次 ×3組

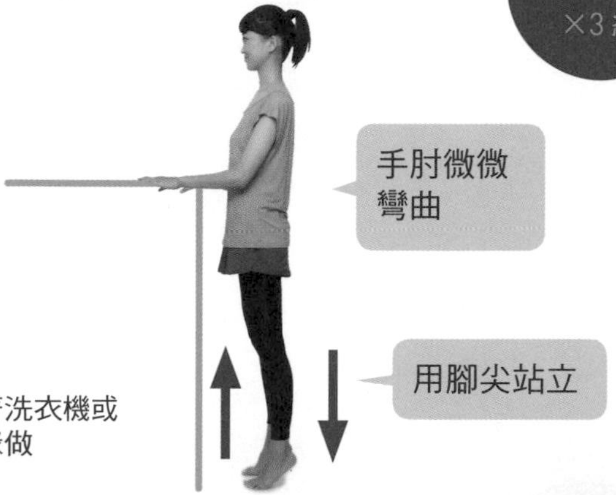
手肘微微
彎曲
用腳尖站立

＊也可以扶著洗衣機或
流理台邊緣做

b 單腳站立，手指放桌上

10次 ×3組

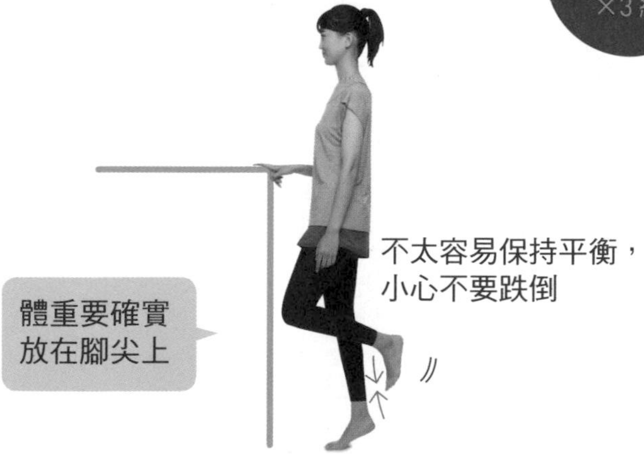
不太容易保持平衡，
小心不要跌倒
體重要確實
放在腳尖上

強化「背肌」的微肌力訓練

保持背部直挺的肌肉

背肌是站直時需要的肌肉。

我認為白頭髮、拐杖、彎腰駝背是讓人覺得年紀大的三大要因。

彎腰駝背莫名就會給人年紀大的感覺。

小時候即便是坐在沒有靠背的椅子上也沒有問題，到了中年就開始會想要坐著時有椅背可以靠，而**漸漸地不太使用挺直背、支撐脊椎直立的肌肉，使得這些肌肉變瘦了。**

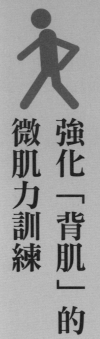

脊椎骨是由頸部七個、胸部十二個、腰部五個骨頭組成，每塊骨頭之間都夾著椎間盤，透過強韌的韌帶及肌肉保持伸展狀態，加上肌肉的收縮，進行伸展、彎曲背部的運動。

背直不起來，腰也挺不起來是怎麼一回事呢？一旦維持腰背的力量減弱，就會無力支撐頭部、維持上半身挺直，接下來就是頭往前傾、臀部往後凸出的狀態。所以為了維持背肌挺直，一定要鍛鍊背肌。

找回「背肌」的能力，背就能挺直了，白頭髮可以染黑，駝背也可藉由進行肌肉訓練而重返年輕。

坐著時盡量不要靠椅背

要鍛鍊背肌，重要的是坐的時候不要靠椅背。

如果沒有特別注意，會不知不覺靠上椅背，變成很輕鬆的姿勢。

如果**不靠著椅背，直挺挺的坐著，就會帶給背肌負擔。同時，骨盤會保持直挺，骨骼也不會彎曲變形。**

長時間的姿勢不正，會使骨骼僵化而造成變形。

一直保持正確的姿勢很累，也可以只在吃飯或看電視的時候端坐。重要的是要刻意增加端正坐著的時間。下定決心改買一張沒有椅背的椅子吧，這也是個不錯的方法。

在桌子與身體之間夾一個抱枕，就能輕鬆坐直。

直挺挺的坐著，骨骼就不會彎曲變形

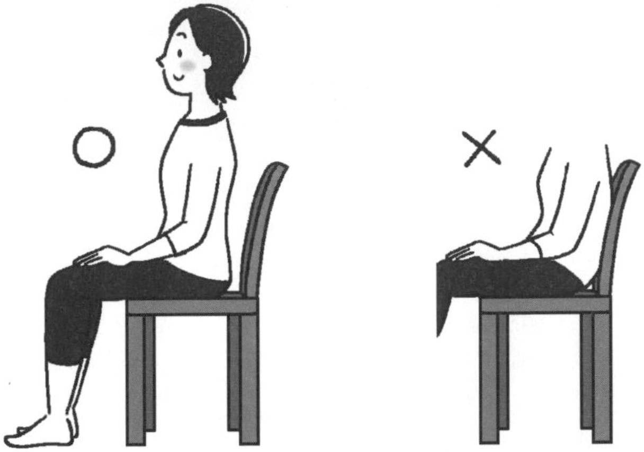

在桌子和身體之間夾一個抱枕會輕鬆許多

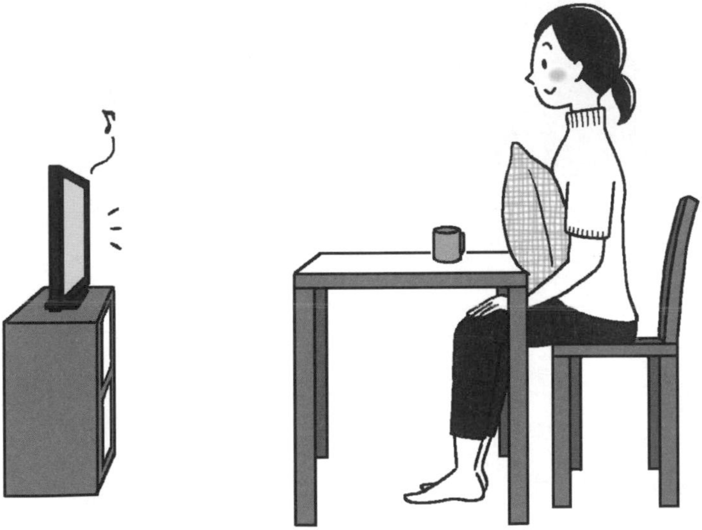

背肌

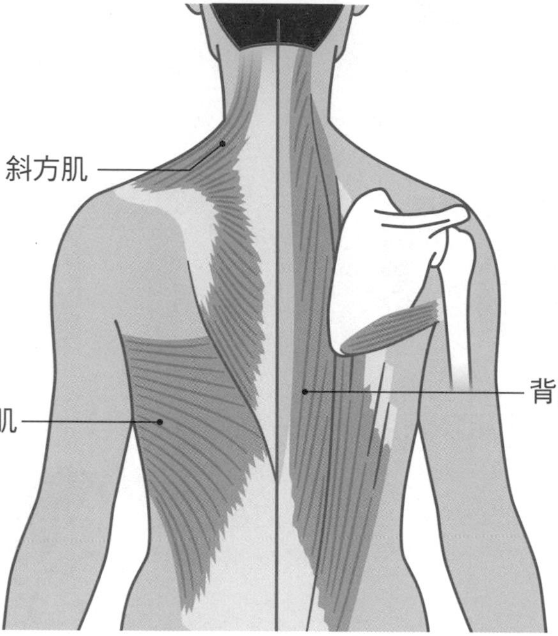

（身體後方圖）

功能	伸展背肌
具體動作	維持坐姿直挺

程度 ▶ ★☆☆

躺著做頭部下壓枕頭運動

1 以輕鬆的姿勢躺著

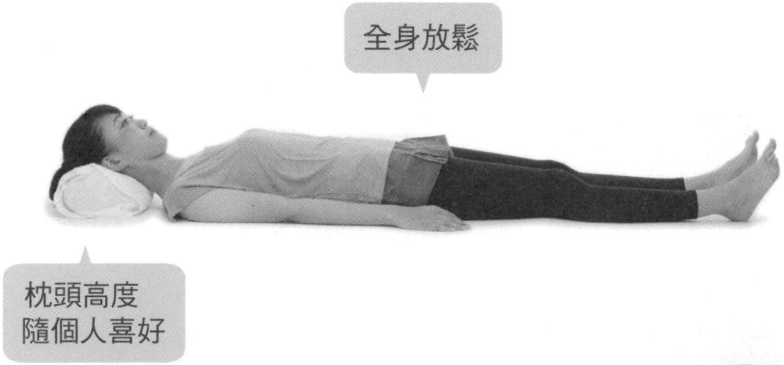

2 仰躺頭部下壓

10次
×3組

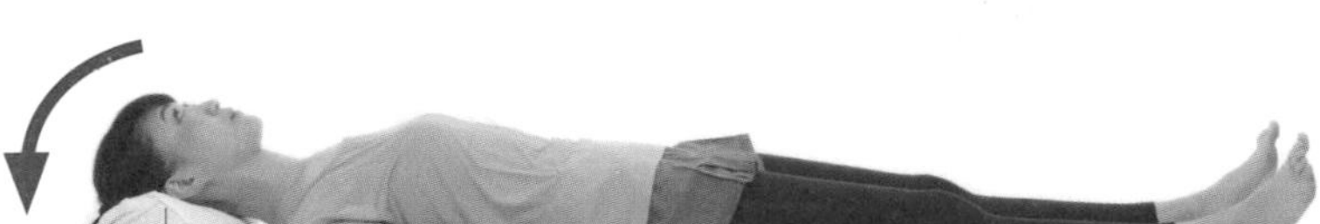

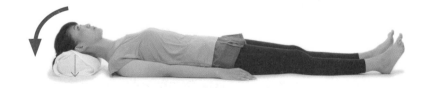

背部不離開地面，頭部下壓

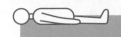

程度 ▶ ★☆☆

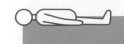

趴著做頭部上下運動

1 趴著，頭部下壓

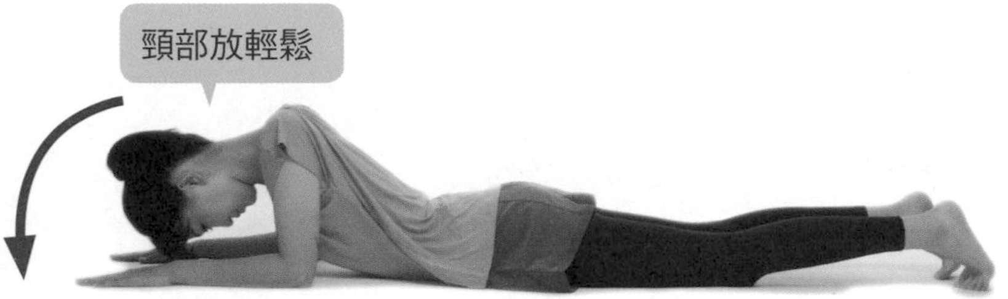

兩手輕輕頂著地面，手肘不要離開地面

2 趴著，頭部向後仰

10次
×3組

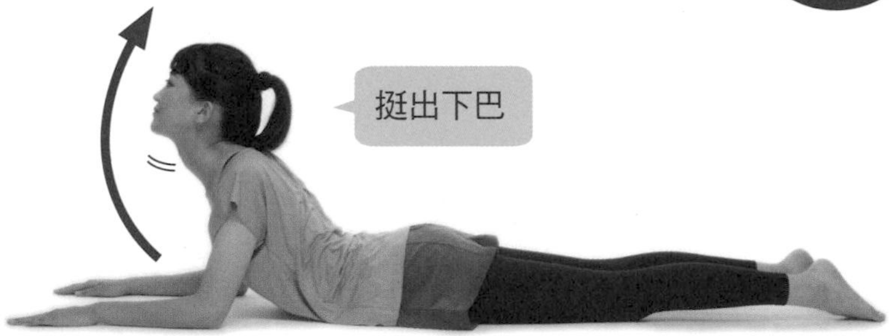

視線往高處看

躺著也能做的運動

a 程度 ▶ ★★☆

b 程度 ▶ ★★★

a 仰躺，抬高臀部

10次 ×3組

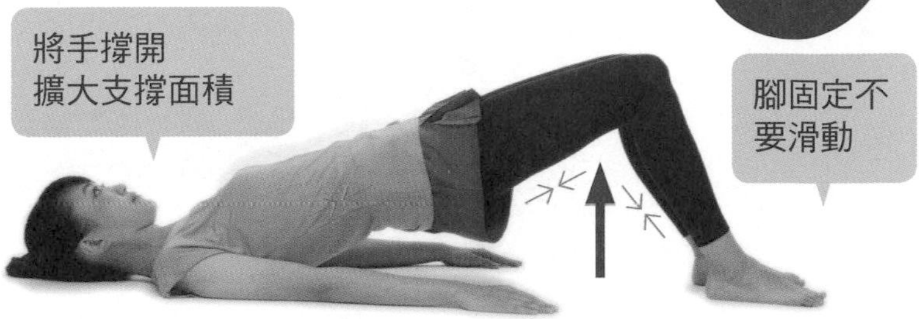

將手撐開
擴大支撐面積
腳固定不
要滑動

拱橋姿勢不僅僅使用到背肌，也會用到腿後腱及小腿三頭肌

b 趴著，抬起上半身

10次 ×3組

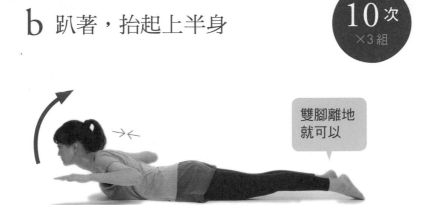

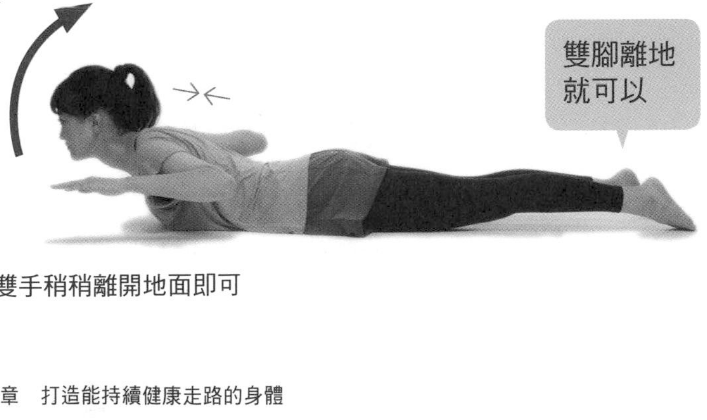

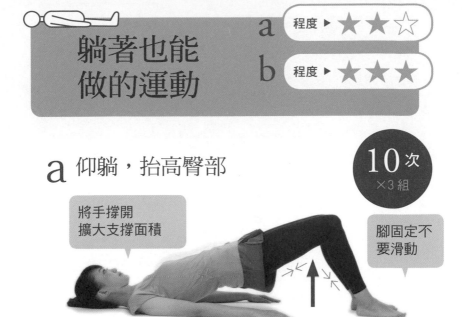

雙腳離地
就可以

雙手稍稍離開地面即可

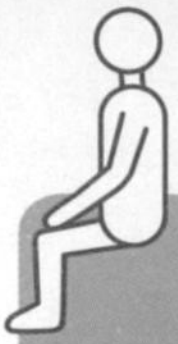

程度 ▶ ★☆☆

坐著
鍛鍊背肌運動

1 身體靠向桌子

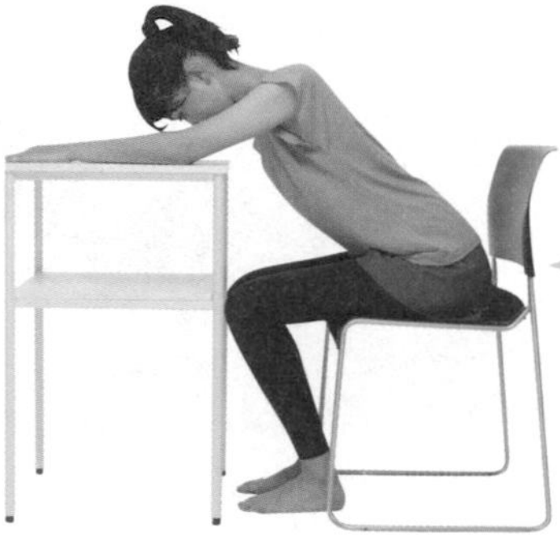
椅子不要坐
滿，放鬆

2 抬起上半身

10次
×3 組

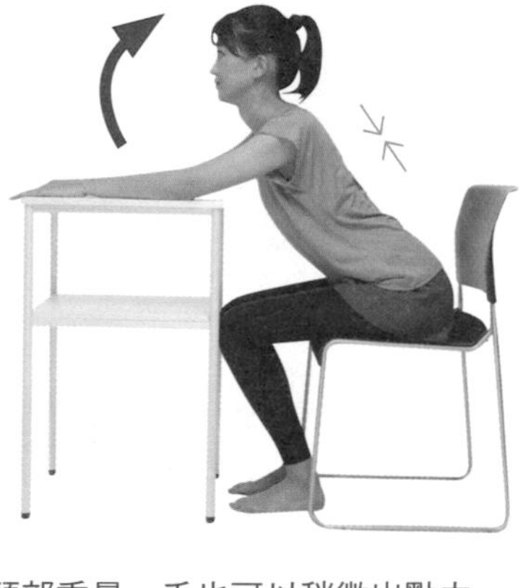
用手和身體
的力量抬起
上半身

用頸部及背肌支撐頭部重量，手也可以稍微出點力

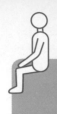

程度 ▶ ★☆☆

利用桌子訓練背肌運動

1 雙手置於桌面，上半身向前傾

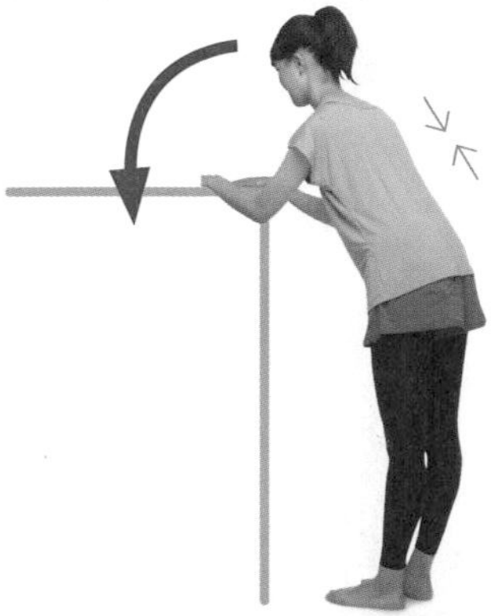

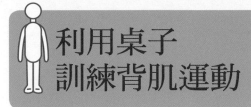

將手放在架子或桌面，形成稍微靠著的姿勢。

2 手置於桌面，抬起身體

10次 ×3組

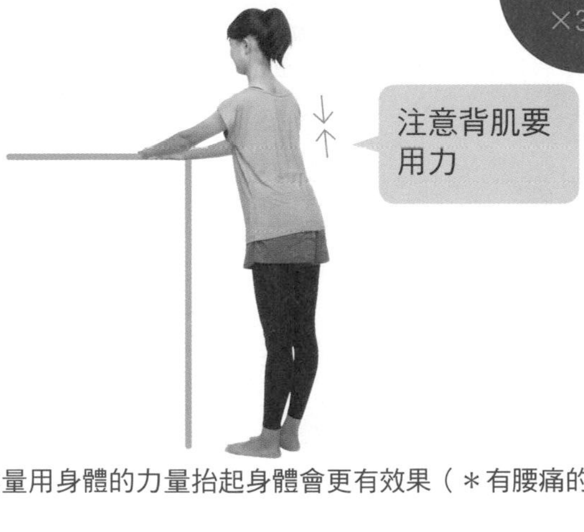

手只是撐著，盡量用身體的力量抬起身體會更有效果（＊有腰痛的人請量力而為）

利用牆壁鍛鍊背肌運動

程度 ▶ ★☆☆

1 在肩膀與牆壁之間夾一個抱枕

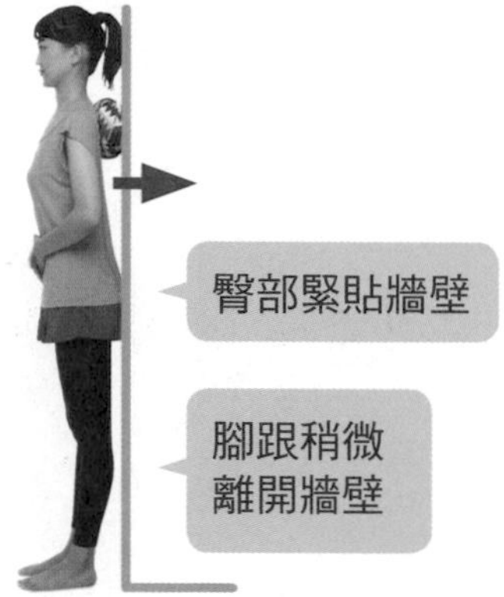

肩膀放輕鬆，貼著牆壁站立

2 後壓抱枕

10次 ×3組

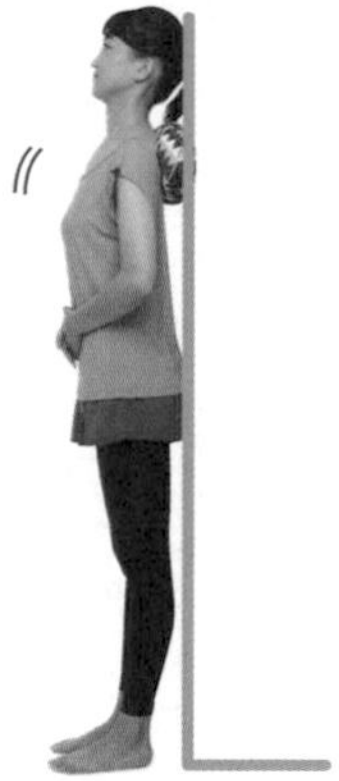

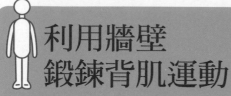

以臀部和牆壁若即若離的力道後壓

幾歲開始都不遲，只要兩個月就能確實產生改變

身體一定會給我們回饋

鍛鍊身體，在生活裡加入運動習慣，永遠都不會太遲，只要量力而為就好。雖說每個人年紀大時的狀況都不一樣，但是一定都有進步的空間。閱讀本書就是掌握改善的機會。

一天做十次肌肉訓練吧，三百六十五天就等於做了三千六百五十次了。

一天十次，若早中晚都做，那麼三天做一次就好。

如果每天早中晚都做十次，就有一萬零九百五十次了。

什麼都不做，三百六十五天就是零次，差別很明顯吧？

運動裡有個最重要、很大的關鍵，那就是「增加次數」。即便**做一次的負擔不是很大也沒關係，重要的是盡量增加做的次數**。為了省電而關燈，即使一天節省不多，一年下來也是筆不小的金額。肌肉也一樣，收縮一次就確實能產生一次的效果。

不用太努力，持續最重要

很多人都會把目標訂得很高。

但是目標訂了沒有實現，就沒有任何意義，基本上，最好是訂定能夠達成的目標。

運動不是工作，也沒有規定的完成量，做了一個月、三個月以後，保證一定會有所改變。想成是眼前有段「陡峭的上坡路」，一開始訂個比較和緩的目標就好。

一個月的目標和緩一些也可以，重點是先要打造能持續下去的意識。**如果一個月都無法持續，那麼再降低一些標準吧。**不需要太在意。只要你「想做」，再配合本書建議，接下來就是設定難易度的問題，不用勉強。

本來**肌肉訓練如果能夠發揮最大肌力的六成就夠了**，「不需要太努力」的程度最好。

持續一個月之後，一定能感覺有所改變。首先要先想著，都練到這地步了，停下來很可惜，這樣一來就成功了。

覺得「躺著運動」不夠了，你就贏了

變化可能不會太明顯，但是一定有一些微小的改變。

比方說，本來選擇躺著訓練肌力的人，要不要試試看提升程度到坐著鍛鍊看看？即便剛開始覺得躺著做比較好，做了之後會發現其實坐著也辦得到。

原因很多，但主要是藉由不斷收縮肌肉，身體會進入一個「準備好」的狀態，這就是很好的成果了。

而且，也有些訓練坐著做更輕鬆。

如果感覺之前躺著運動的時候比較輕鬆，現在卻覺得坐著運動也很輕鬆，這不是程度提升了，理論上來說，應該是「坐著的壓力、負擔減少了」。**其實坐姿訓練的範圍更廣**。

在接下來的一個月（第二個月），請務必持續嘗試坐著做做看。

兩個月後，應該就會有很明顯的改變。每天早中晚各做十次，一天就有三十次，做四個項目就有一百二十次，一個月下來就達到七千二百次了。

確實感覺到「肌肉開始連動了」

什麼都不做是零，所以有做就有機會躋身勝利組。

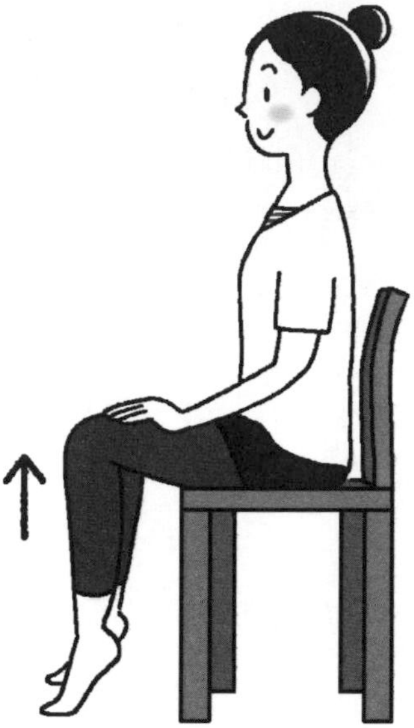

如果坐著能伸展膝蓋，也就是說不需要承受體重，就能抬起腳了。膝蓋以下少說也有五公斤。

下一個階段，試試看站著，加重負擔，看看雙腳是不是能夠支撐身體？膝蓋是否能夠屈伸？這已經是平常生活裡最高程度的負擔了。

很厲害哦，兩個月就能做到支撐身體重量的肌肉訓練了。

如果能夠站著做小腿三頭肌的訓練，就完全進入非常好的增強肌肉的訓練程度了。若能用腳尖站立，就一定能提升步行時的穩定了。

腿後腱的進步得慢慢來，但在屈伸膝蓋時，應該會非常順暢，不再感覺卡卡的。

屈伸膝蓋，主要是鍛鍊股四頭肌和腿後腱的相互協調配合。

背肌部分則是從需要靠背變成不需要。最重要的是，只要注意提醒自己，「坐著的時候不要靠背」，之後，背肌一定會挺直，身體的結構也會漸漸改變。

只要跟著做，就能控制狀況，**總之，最重要的是「想法」，大家應該都察覺到了，只要能夠保持這個想法，就是很大的成果。**

第 5 章

七十來歲就倒下的人、九十來歲還很健朗的人

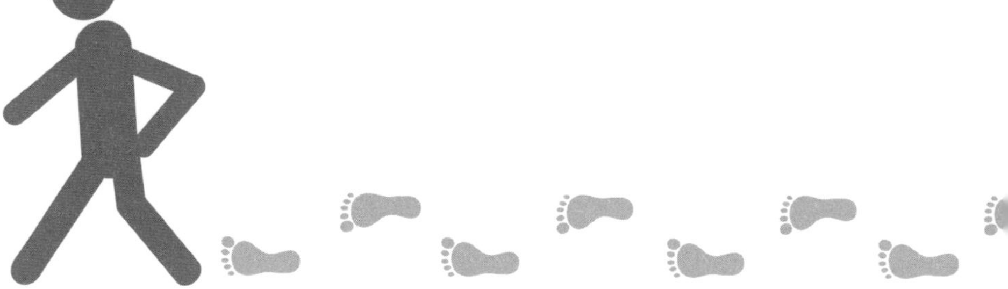

長命百歲的秘訣是「肉」

長肌肉，蛋白質非常重要

現代人的壽命愈來愈長，要如何延長「健康壽命」，如何活得健康？「到了九十歲也要健康」應該是許多人的願望。要達成願望，最重要的就是運動，所以我建議大家要「走路」。

本書的最後一章，來談談運動以外的事情。

「醫師，吃什麼才能延年益壽啊？」

演講的時候，常有許多高齡者這樣問我。

第1章也提過，要打造不會臥床不起的身體，「飲食」和運動一樣重要。大家對飲食都非常關心，「有益身體的食物」很多，但是我推薦大家要多吃「富含蛋白質的食物」。

好不容易運動了，如果營養狀態不好，就不會有力氣。特別是要增加肌肉量，好好攝取蛋白質很重要。

肉類、海鮮類、蛋類、大豆製品、乳製品中都含有豐富的蛋白質。

那麼一天到底需要多少蛋白質呢？根據ESPEN（歐洲靜脈暨腸道營養醫學會）的標準，若是健康的高齡者，是一．〇至一．二公克／體重（公斤）／天，而營養不足的高齡者則是一．二至一．五公克／體重（公斤）／天。也就是說，如果是體重六十公斤的健康高齡者，每天需要六十至七十二公克，營養不足的高齡者則是七十二至九十公克的蛋白質。

吃多了會增加整體的卡路里，所以在一天應攝取的卡路里量中，如何巧妙調整攝取量很重要。參看日本文部科學省所提供的食品成分資料，就很容易了解。

肉是非常優良的食材，能夠有效提供營養

每一百公克食品裡所含有的蛋白質量，具代表性的有：

沙丁魚乾（三十二・八公克）
黃豆粉（三十五・五公克）
納豆（十六・五公克）
雞胸肉（二十三・〇公克）
牛腿肉（二十一・二公克）
水煮蛋（十二・九公克）

各位是不是常聽到「長命百歲的人常吃肉」這句話？所以，我希望大家務必多吃點肉。

也許有人會和年輕時不太一樣，變得愈來愈不愛吃肉了，但是不吃肉真的很可惜，**肉裡不僅有蛋白質，還包含鐵質、維生素B_1、脂肪，營養價值非常高。**

對於食量變小的高齡者來說，肉能夠有效提供營養，是很有用的食材。即便無法吃很多，也請記得餐桌上一定要有肉。

將一部分的米換成大麥

另外一項推薦的食材是「大麥」。東京慈惠會醫科大學的老前輩高木兼寬先生提到，他注意到，總是吃維生素B_1含量不高的食物（米食），是罹患腳氣病的原因，而他有完全預防的辦法，並且早就已經得到國際的實證及高度評價。甚至南極都還有以高木為名的海岬。在大學時，常有機會能吃到含大麥的飲食。

菜單及成分範例

早餐

麵包…麵包捲2個 80g
果醬…草莓果醬15g
水煮蛋…雞蛋50g
鹽…0.3g 一小撮
美乃滋沙拉…高麗菜40g
小黃瓜…20g
紅蘿蔔…5g
玉米…5g
美乃滋…10g 2小匙
鹽…0.1g 少許
乳酸飲料…原味1瓶125g

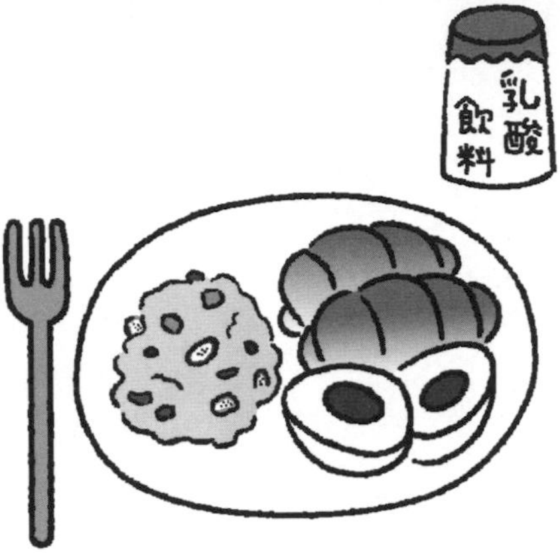

	早餐	中餐	晚餐	一天合計
能量	544	552	514	1,610
蛋白質	20.9	28.7	18.5	68.1
鹽分	1.8	2.8	2.2	6.8
脂質	20.0	13.3	8.9	42.2
碳水化合物	69.5	77.2	89.1	235.8
食物纖維	3.3	5.7	7.0	16.0

午餐

大麥飯	精製白米…48g 大麥米…20g
山藥湯	山藥…70g 海苔粉…0.2g少許 淡味醬油…5g 1小匙 白味噌…1g 少許 高湯…30cc 2大匙
烤魚	鯛魚…1片 80g 醬油…5g 1小匙 味醂…1.5g少許 酒…1.5g 少許 柚(柑橘類)皮切碎…少許
燉煮飛龍頭(豆腐製品)	飛龍頭(16g×2個)…32g 白蘿蔔…60g 紅蘿蔔…10g 生薑…0.5g 醬油…6g 1小匙 砂糖…5g 2小匙 高湯…200cc 1杯
拌煮青菜	菠菜(汆燙)…50g 醬油…3g 1/2小匙 高湯…30cc 2大匙

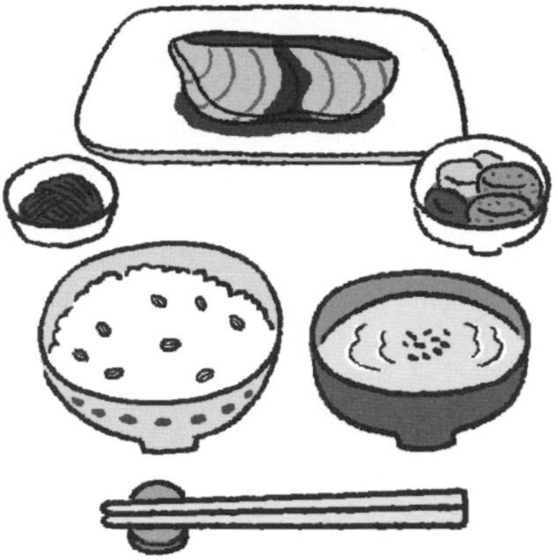

晚餐

大麥飯	精製白米…48g 大麥米…20g
雞肉咖哩	雞胸肉切塊…50g 馬鈴薯…50g 紅蘿蔔…25g 洋蔥…50g 咖哩塊…20g
凱薩沙拉	小黃瓜…20g 白花椰菜…40g 紅蘿蔔…10g 生菜…20g 凱薩沙拉醬…10g 1大匙 蘋果(2片)…50g

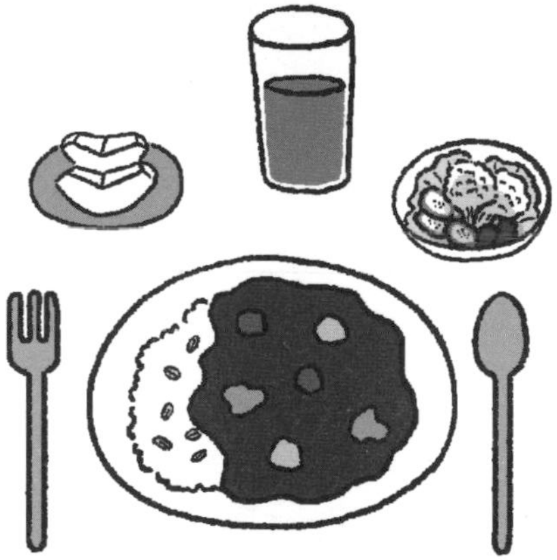

前頁是東京慈惠會醫科大學營養部的濱裕宣先生提供的菜單內容。這份菜單使用了大麥，食物纖維非常豐富，能夠整腸、幫助吸收各種營養素，請大家一定要參考一下。

壓力是血管的大敵

壓力大的人容易早死？

想要長命百歲，就要盡量無憂無慮過日子。壓力會帶給血管負擔。都說壓力大的人容易早死，應該不只是謠傳。

在慈惠會醫科大學的基礎講座裡，有一個以近藤一博教授為主軸的病毒學講座，在這個講座的官網（https://jikeivirus.jp/）中，刊登著以漫畫說明的「最新的疲勞、壓力講座」，希望能讓大家正確理解疲勞與壓力。

壓力的成因很多，有人際關係、工作、金錢、生活方式等。除了包含自卑、恐懼、糾葛、不安等心理因素，還有睡眠不規則及飲食等生理上的壓力。只要接觸到這些壓力源，身體就會有反應。我們稱為**「壓力反應」**。

一開始是分泌皮質類固醇，接下來的說明會有點專業，皮質類固醇會抑制細胞因子的發炎，減少疲勞感。

另一種壓力反應是會產生腎上腺素，腎上腺素會發出鼓勵身心繼續「加油」的指令。

也就是說身體為了抵抗壓力源，會有以上的反應。

但是，當身心長時間承受這樣的負擔，壓力反應會變得遲鈍，也就是無法抑制細胞因子的發炎，造成疲勞感增強。

形成「被壓力打敗」的狀態。

提高「應變壓力反應」的能力

調整人際關係或職場環境，或者調整自己的心態，首先必須要減少「壓力源」，但是提高「應變壓力」的能力也很重要。

不要藉由抽菸、賭博、暴飲暴食等不利於身體的行為轉移壓力，要透過飲食、睡眠、營養、運動等取得適當的平衡，以提高面對壓力反應的應變能力。

要注意的是，和暴飲暴食一樣，若拚命運動過頭，也會成為「壓力源」。

一般來說，好的運動是「從輕度到中度慢慢晉級」，有點出汗，或腋下出汗的運動最為合適。

所以才會說「走路」是最好的簡單運動。

再加上伸展，效果會更好。

睡眠「品質」比時間長短更重要

睡覺也需要體力

大家知道嗎？

運動需要體力，睡覺其實也需要體力。

年紀大了體力就會衰退，因此無法睡太久。一定有很多人覺得自己年輕時，明明可以想睡多久就睡多久。

根據日本厚生勞動省健康局「為了健康的睡眠指南二〇一四」的報告來看，適當的睡眠時間，十幾歲大概是八小時以上、二十五歲是七小時、四十五歲大概是六・五小時、六十五歲則大約是六小時。當然不是每個人都一樣，不過請大家記住，晚上睡飽、白天不會打瞌睡的自然睡眠最健康。

我現在的睡眠時間大概是五小時左右。

和大家相同，我的睡眠時間一年比一年還要短了，不過**我每天一定會花十分鐘左右睡午覺，養足精神。**

另外，打高爾夫球那天，或一天有三、四個會議時，我都會盡量睡足六到七個小時。非得提升對「壓力反應」的應變能力才行。其實我喜歡泡熱水澡，但是泡溫水澡才能泡得久，才能確實讓身體得到充分的休息。

和活動時間一樣，睡眠時間也要足夠

一般來說，睡眠時間最好是六到七個小時。

在睡眠不足的研究中，獨立行政法人國立精神、神經醫療研究中心的睡眠研究（（https://www.ncnp.go.jp/press/release.html?no=124）非常有名。

根據研究指出，**透過改善睡眠不足，不僅能解決打瞌睡的問題，還能改善糖分代謝、細胞代謝、應對壓力反應相關的內分泌功能。**

因為我們通常不會自覺到睡眠不足，若長時間持續會有危險，持續中長期就會有健康的風險，必須詳加留意才行。

換個方式說，睡眠需要的是高品質的充足睡眠。

只要能有良好的睡眠品質，身心自然能充分放鬆。

也就是說，和醒著時活動一樣，睡眠時間對於活出有意義的人生，是極重要的一環。

熟睡的重點

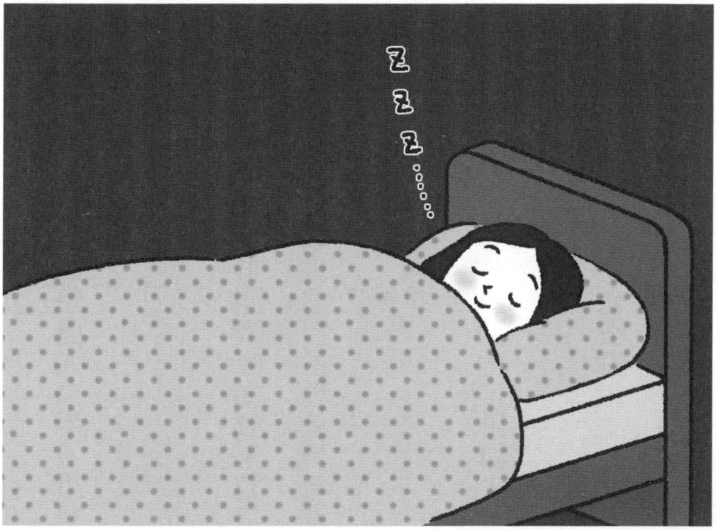

- 關燈，遮掉光源
- 注意寢具，整頓舒適的睡眠環境
- 睡前以腹式呼吸放鬆
- 午睡不超過15分鐘

午睡時間太久、缺乏運動，晚上睡眠品質不佳

想要有高品質的睡眠，一般來說，要關掉電燈，遮掉所有光源。注意寢具等，整頓良好、舒適的睡眠環境也非常重要。

還有，睡覺前要讓頭腦及身體處於放鬆狀態，可以施行腹式呼吸、提高副交感神經的作用也很有效。

我常常接到門診患者詢問，睡不好該怎麼辦？

當然，常見的例子是因人際關係等「壓力源」造成交感神經亢奮，無法入眠。

但是細究其原因，會發現其實很多人都是午睡超過了兩個小時。「白天都睡兩個小時了，晚上當然睡不著了啊」。

午睡最好十五分鐘就好。

超過這個時間，生活規律會大亂，晚上當然就睡不著了，結果，很多人只能靠藥物助眠。

其實非常簡單，只要生活規律，常活動身體，讓作息恢復正常，晚上就能好好睡了。

白天不太動的人，晚上容易失眠。為了提高對「壓力反應」的應變能力，適度的運動讓身體感到疲累很重要。

以簡單的運動來說，「走路」最適合不過了。

「不管幾歲看起來都很年輕」的人的共同點

讓人覺得「好年輕啊」的患者

能夠一直保持年輕，也就意味著能夠保持健康，外表看起來比實際年齡年輕的意思。

包含門診病患在內，我每個月都要看四百名患者。大多是身體有些不方便的，即便如此，有些人在各方面看來，都讓我感覺他們好年輕啊，有時候確認了電子病歷上的年齡之後都會令我嚇一跳。

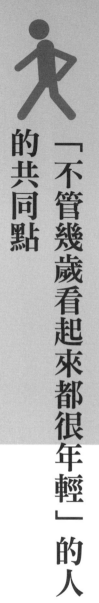

像這樣「不管幾歲看起來都很年輕」的人，大概都有些共通點，我整理了以下十點，希望能提供大家從保養到注意事項的參考。

①肌膚充滿光澤
②注重穿著打扮
③經常說話
④非常積極開朗
⑤自己的事，只要能力所及，不論花多少時間也會自己處理
⑥常行走、活動
⑦睡眠充足
⑧有自己的嗜好
⑨三餐正常
⑩時常外出

相反的，很多看起來不年輕、蒼老的人則感覺和前述的人完全不同。

請每天都要走路！

《每日新聞》曾經刊登過以下訊息。

體育署在二〇一八年十月七日、體育節之前，發表了一份針對二〇一七年度體力、運動能力的調查結果。

兒童和高齡者的體力有上升的趨勢，而正值壯年的三十至四十幾歲人的體力卻有持續衰退或停滯的狀況。女性尤為明顯，專家們認為，這可能是因為女性除了工作，還要生產、育兒而漸漸不再運動的關係。

我自己也是因為工作的關係，不太容易安排運動，只能安排一個月打一次高爾夫球。所以我上班搭電車，月票就買到離大學有點距離的車站（月票可以便宜一點，向學校申請的交通津貼也會少些），這樣就可以走個五千步了。

有很多人似乎退休後沒有事情做，外出的機會也減少，一下子就變老了。有一種說法是，**要和社會保持一定的連結，才能永保年輕。**

高齡者的體力有提升，可能也是因為健康意識抬頭，許多人會去健身房，看看白天的健身房裡真的有很多高齡者。

新體力測試總分的年次推移圖

平成29年度(2017年)

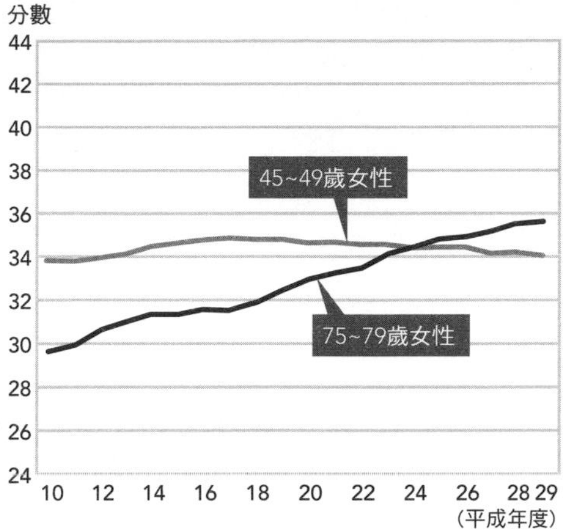

(注) 1本圖採用3點移動平均法，使之平滑化
2總分是根據新體力測驗實施要點「各項得分表」
3得分基準男女不同

出處：根據體育署《有關平成29年度體力，運動調查結果概要及報告書》而來，稍做修正

再加上外出，移動距離增加，運動量也會增加。

只是我常想，是不是只有城市裡才這樣？如果在鄉下，不搭車就哪裡都去不了……。

無論如何，輕鬆地散

步、快走、健行、釣魚等，盡量外出活動很重要。養寵物也很不錯，有了寵物就必須要帶出去散步了。

總之，一定要認真走路。

結語

中山恭秀

我也到了該感謝有個健康身體的年紀了。我的肌力從四十歲以後就開始慢慢變差。

不管多有錢，肌力都一樣會變差。我們無法活二百或三百歲，即使知道體力什麼時候會開始變差，就是很不想面對。

大家是不是也有興趣知道自己的肌力在同年代裡的落點？應該是希望自己在平均值，或者平均值以上吧。

我認為能轉變心念，開始快走或游泳的人很棒！

只不過，也是有不少人因為膝蓋痛、氣喘走不快，或有異位性皮膚炎不方便游泳。

我也能夠理解那些不想出門、在乎鄰人眼光等無法跨出心理障礙的人。

而且有些人會覺得「我沒辦法那麼拚，沒用的」而很快就放棄，真的非常可惜。

其實，真的一點點就好，電視進廣告時，可以稍微伸展一下膝蓋。在等待微波爐的空檔裡，稍微踮一下腳跟……。

這是「好過不做」的精神。即便一次無法做很多，一整天下來，只要比昨天、上週、上個月多少有運動，那就萬萬歲了。

運動最重要的是「持續」，不要急著想馬上看到成果。

我天天臨床診斷許多患者，感覺許多人會特別放大自己做不到的事，然後認為自己絕對做不到。

但是不管是人生、運動或快步競走也好，目標不要訂得太高，也不要著急，慢慢來，花個半年、一年慢慢培養出信心來就好。

運動和藥一樣，也是需要開處方的。依照自己的狀態，讓運動能夠持續就好，如果能夠參考本書介紹的走法、伸展拉筋，或是肌力訓練來做就太好了。

沒問題的。活動關節的效果、走多少路就有多少的效果，每個人都一樣，最後一定會感覺到的。

樂活・LOHAS

好好走路不會老：走五百步就有三千步的效果，強筋健骨、遠離臥床不起最輕鬆的全身運動

2020年3月初版
2020年10月初版第三刷
定價：新臺幣320元

有著作權・翻印必究
Printed in Taiwan.

著　　者　安保雅博
　　　　　中山恭秀
譯　　者　李俊德
叢書主編　林芳瑜
特約編輯　楊玉鳳
內文排版　唯翔工作室
封面設計　兒日

出版者	聯經出版事業股份有限公司	副總編輯	陳逸華
地址	新北市汐止區大同路一段369號1樓	總編輯	涂豐恩
叢書主編電話	(02)86925588轉5318	總經理	陳芝宇
台北聯經書房	台北市新生南路三段94號	社長	羅國俊
電話	(02)23620308	發行人	林載爵
台中分公司	台中市北區崇德路一段198號		
暨門市電話	(04)22312023		
台中電子信箱	linking2@ms42.hinet.net		
郵政劃撥	帳戶第0100559-3號		
郵撥電話	(02)23620308		
印刷者	文聯彩色製版印刷有限公司		
總經銷	聯合發行股份有限公司		
發行所	新北市新店區寶橋路235巷6弄6號2樓		
電話	(02)29178022		

行政院新聞局出版事業登記證局版臺業字第0130號

本書如有缺頁，破損，倒裝請寄回台北聯經書房更換。　ISBN 978-957-08-5497-8 (平裝)
聯經網址： www.linkingbooks.com.tw
電子信箱：linking@udngroup.com

國家圖書館出版品預行編目資料

好好走路不會老：走五百步就有三千步的效果，強筋健骨、
遠離臥床不起最輕鬆的全身運動/安保雅博、中山恭秀著．李俊德譯．
初版．新北市．聯經2020年3月．208面．14.8×21公分（樂活・LOHAS）
ISBN 978-957-08-5497-8（平裝）
[2020年10月初版第三刷]

1.運動健康 2.健行

411.712 109002804